TRANSFORMAÇÃO, MODERNIDADE E MATURIDADE DE GESTÃO NA SAÚDE

TRANSFORMAÇÃO, MODERNIDADE
E MATURIDADE DE GESTÃO NA SAÚDE

Autores
Roberto Gordilho
Valdir Ribeiro Borba
Teresinha Covas Lisboa

Organizador
Valdir Ribeiro Borba

Sarvier, 1ª edição, 2024

Impressão e Acabamento
Digitop Gráfica Editora

Direitos Reservados
Nenhuma parte pode ser duplicada ou
reproduzida sem expressa autorização do Editor.

sarvier

Sarvier Editora de Livros Médicos Ltda.
Avenida Moaci, nº 1543 – Planalto Paulista
CEP 04083-004 – São Paulo – Brasil
Telefone (11) 5093-6966
sarvier@sarvier.com.br
www.sarvier.com.br

Dados Internacionais de Catalogação na Publicação (CIP)
(Câmara Brasileira do Livro, SP, Brasil)

Gordilho, Roberto
    Transformação, modernidade e maturidade de gestão
na saúde / Roberto Gordilho, Valdir Ribeiro Borba,
Teresinha Covas Lisboa. -- São Paulo : Sarvier Editora,
2024.

    Bibliografia
    ISBN 978-65-5686-048-0

    1. Gestão de saúde 2. Hospitais – Administração
3. Recursos humanos 4. Serviços de saúde –
Administração I. Borba, Valdir Ribeiro. II. Lisboa,
Teresinha Covas. III. Título.

24-206249   CDD-362.1068

Índices para catálogo sistemático:

1. Gestão em saúde : Administração   362.1068

Eliane de Freitas Leite – Bibliotecária – CRB 8/8415

TRANSFORMAÇÃO, MODERNIDADE E MATURIDADE DE GESTÃO NA SAÚDE

AUTORES Roberto Gordilho

Valdir Ribeiro Borba

Teresinha Covas Lisboa

ORGANIZADOR Valdir Ribeiro Borba

sarvier

Pv.3.13 Bem-aventurado o homem que acha sabedoria, e o homem que adquire conhecimento.

Pv.9.9 Dá instrução ao sábio, e ele se fará mais sábio; ensina o justo e ele aumentará em conhecimento.

Ec.12.12 12 E, demais disto, filho meu, atenta: não há limite para fazer livros.

SOBRE OS AUTORES

ROBERTO GORDILHO

Roberto Gordilho é fundador e CEO da GesSaúde, professor, palestrante, formado em processamento de dados com especializações em sistemas de informação, desenvolvimento *web*, engenharia de *software*, e MBA em finanças, contabilidade e auditoria (FCA) pela FGV, possui cursos de formação executiva na Kellogg Business School, em Chicago, na Universidade da Califórnia (University of California Irvine, UCI), foi diretor das empresas EXE Sistemas e Extreme Tecnologia. Também atuou como diretor de sistemas de saúde pública e diretor corporativo de serviços da MV – empresa líder em tecnologia de gestão para Saúde no Brasil, onde, entre 2011 e 2016, coordenou direta e indiretamente a implantação do sistema de gestão em mais de 300 hospitais de pequeno, médio e grande porte, públicos, privados e filantrópicos em várias partes do País e diversos países da América Latina.

VALDIR RIBEIRO BORBA

Administrador Hospitalar pela USP, Mestrado em Administração, MBA em Gestão de Negócios em Saúde pela FDC, MBA em gestão de projetos na ICE Cuiabá, Coaching, Mentoring e Advisor pelo ISOR do Brasil, palestrante, Administrador Hospitalar Emérito pelo CBAS, 1991. Foi Diretor Geral do HC da UFPR, Diretor Geral da DRS Ribeirão Preto. Atuou como executivo na Santa Casa de Ribeirão Preto, Santa Casa de Franca, Superintendente da Aliança Nacional Unimed Brasília DF, Hospital Unimed Birigui, Hospital Unimed Regional Jaú, Hospital São Lucas Taubaté, Hospital Regional Dantas Bião – Bahia, Hospital e Maternidade Femina Cuiabá e outros. Foi

Docente no Centro Universitário São Camilo, Centro Universitário Moura Lacerda, Fundação Getúlio Vargas. Paraninfo de turma. Autor de diversos Livros de gestão hospitalar. Membro da Academia Ribeirãopretana de Letras.

TERESINHA COVAS LISBOA

Administradora, Pós-Doutorado em Administração, Doutorado em Administração, Mestrado em Administração em Saúde, Especialização em Administração Hospitalar, Especialização em Didática do Ensino Superior, Diretora da TCL Consultoria e Assessoria S/C Ltda, Consultora na área de Hotelaria Hospitalar e Gestão em Saúde, Presidente da ADM – Associação Brasileira das Empresas de Administração, Diretora do Sindicato das Empresas de Administração, Docente do Programa de Graduação da UNIP – Universidade Paulista, Coordenadora do Curso de Especialização em Acreditação Hospitalar e Segurança do Paciente da UNIP – Universidade Paulista, Docente convidada dos Programas de Mestrado e Doutorado da Florida Christian University – FCU, Docente convidada dos Programas de Mestrado e Doutorado da Universidad Columbia Del Paraguay – Instituto Ideia/RJ, Membro do Conselho Nacional de Gestão em Saúde, Coordenadora do GEPAD – Grupo de Excelência de Pesquisa Aplicada em Administração do CRASP, Autora e Coautora de diversas publicações em Administração, Administração Serviços de Saúde, Gestão de Recursos Humanos.

DEDICATÓRIAS

A minha esposa Priscila e meus filhos Gabriel e Felipe que representam a força para a realização do meu propósito, viver uma vida que vale a pena e procurar a cada dia deixar o mundo um local um pouco melhor.

Roberto Gordilho

Inicialmente a Deus e a minha esposa Rosanna Venezia Borba, Coach, e que muito me ensina e me motiva; as nossas filhas Raissa e Rafaella, Netas Haifa e Sophie e aos demais filhos Dandrea, Meliza, Erick Walter, aos netos, netas, bisnetos e bisnetas.

Valdir R. Borba

Ao meu esposo Álvaro Ferreira Lisboa Júnior, in memorian, pela dedicação e incentivo em todos os momentos. Ao meu filho Marcelo, pelo companheirismo e presença em todas as horas...

Teresinha Covas Lisboa

PREFÁCIO

■ CÍRCULO VIRTUOSO

O mercado de saúde tem transformações meteóricas. Mais do que negócio, missão e prioridade coletiva, a saúde passou a ser enxergada como um mecanismo complexo, de inúmeros desafios, mas também de extraordinárias oportunidades.

Feita por pessoas e para pessoas, ainda que esteja permeada por uma revolução tecnológica, é na saúde que podemos enxergar de forma clara o diferencial de gestão, de liderança capacitada e o quanto os esforços humanos e a educação continuada são capazes de fazer mudanças significativas, seja na sustentabilidade financeira, seja nas mudanças de clima organizacional, de cultura e de resultados.

Organizações de saúde bem geridas, mesmo de pequeno porte, não deixam a desejar para nenhuma grande multinacional com equipe altamente qualificada. A boa gestão em saúde é capaz de tornar unidades deficitárias em negócios de saúde bem-sucedidos, sem perder a essência de sua finalidade e a humanização necessária para tornar a experiência do paciente satisfatória.

O fator motivacional, que engaja e congrega pessoas na assistência em saúde, faz diferença, mas já sabemos que a receita de sucesso é a capacitação.

Formar líderes, reter talentos, atrair jovens são essenciais e essa tarefa, hoje, conduz boa parte dos esforços nas instituições de excelência.

Tornar o setor de saúde atrativo como carreira, perseguir na busca por qualidade no ambiente de trabalho, implementar uma postura empresarial para os serviços de saúde, perseguir a gestão de custos e valorizar as pessoas devem ser palavras de ordem máxima.

Mesmo contra todos os indícios, sabemos hoje que mesmo aos prestadores do Serviço Único de Saúde – SUS é possível praticar uma gestão eficiente e equalizada. Há bons exemplos nas mais variadas instituições, regiões e em todos os portes.

É preciso fazer escolhas, eleger prioridades, trabalhar duro e, especialmente, não abrir mão de uma condução ética, transparente, apostando em inovações, mas essencialmente reconhecendo que o que nos move são as pessoas que confiam em nós, seu bem mais precioso que é sua vida, sua saúde e a vida dos que ama.

Com estudo, esforços e boa vontade se faz uma saúde pujante hoje no Brasil.

Edson Rogatti
Diretor Presidente da FEHOSP

APRESENTAÇÃO

Os autores, membros da Academia e gestores com sólida formação e larga experiência na gestão de Serviços de Saúde, juntos, elaboraram e entregaram esta obra para colocar à disposição dos leitores, material bastante denso sobre o tema **Transformação, Modernidade e Maturidade de Gestão na Saúde**, e, com isso, destacaram a evolução para novo modelo, moderno e ágil.

O trabalho é apresentado em quatro partes, com seus respectivos capítulos em uma sequência lógica, desde os processos de Mudanças até ao atualíssimo modelo de gestão Ágil e com maturidade.

Parte 1 o capítulo 1, Transformações Planejadas, e o capítulo 2, Transformações e Maturidade, focam o processo evolutivo de mudanças, com aspectos práticos dessa evolução, com base teórica e bastante operacional, levando o leitor a compreender rapidamente o propósito da obra.

Parte 2 os capítulos 3, 4 e 5 abordam desde os estilos de liderança aplicados na gestão hospitalar, liderança positiva com abordagem sobre liderança propositiva e humanizada, até a clareza da liderança na prática com as situações de momento de *home offices*, trabalho híbrido, estilos, formas de controle dessa liderança a distância, e o passo a passo para se aplicar e alcançar a eficácia funcional e a eficiência operacional destacando a liderança exponencial tão requerida na gestão ágil.

Parte 3 com os capítulos 6, 7 e 8, e com o título de Maturidade e Inovação na Gestão Hospitalar, apresenta os aspectos da Tecnologia na gestão, com os novos modelos, demonstrando ainda que a Inovação é muito além do que apenas tecnologia. Mostra o processo completo de Inovação adentrando nos aspectos de Vantagem Competitiva Sustentável pelo ESG e destacado na sequência o *Neurobusiness, Neurociência, Neuroinovação* e o *Neuromarketing* na área da Saúde, apresentando assim os principais aspectos da Moderna Gestão Ágil.

Parte 4 é apresentada a cereja do bolo deste trabalho, com o "Manual de Gestão Ágil na Saúde com o uso de modernas ferramentas" demonstrando que o futuro da gestão ágil na Saúde já chegou. Esse manual apresenta diversas ferramentas de aplicação prática e imediata. É um verdadeiro presente ao leitor; vale conferir.

Assim, encerra-se este livro completo, desde o processo de mudanças planejadas até a gestão moderna e ágil, e com esse presente de manual.

Como autores temos o maior carinho por este trabalho e por isso o recomendamos.

Boa leitura

Os autores

ÍNDICE

PARTE 1 TRANSFORMAÇÕES PLANEJADAS COM MATURIDADE DE GESTÃO NA SAÚDE

Capítulo 1 O PROCESSO DE TRANSFORMAÇÃO DE GESTÃO...... 2
Valdir R. Borba

Introdução	2
Transformações Planejadas	3
Transformações de categoria estratégica	7
Transformações de categoria tecnológica e estrutural	8
Transformações de categoria organoestrutural	8
Transformações da categoria comportamental	9
"Um Perfil para a Moderna Administração"	11
A Organização e a Sociedade: o Modelo Hospitalar	12
Bibliografia	14

Capítulo 2 TRANSFORMAÇÕES E MATURIDADE DE GESTÃO...... 16
Roberto Gordilho

Resultados e Maturidade de Gestão na Saúde	16
O que são resultados extraordinários?	17
O paradoxo da Saúde	20
O que é maturidade de Gestão?	22
Estratégia: de Repente o Mundo Mudou – a Importância do Planejamento	25
É imperativo fazer Gestão	26

O Mundo da Saúde Está Cada Vez Mais Parecido com as *Startups* 27

Dinâmica organizacional 28

Modelo *startup* 28

Business Canvas 29

Elaboração do canvas 31

Estratégias para um Mundo em Transformação 33

Matriz Swot 34

As cinco forças de Porter 36

Planejamentos Tático e Operacional 37

Pessoas e resultados 37

Benchmarking 38

Gestão de Pessoas 40

O trabalho mudou: os novos paradigmas do trabalho 40

Empoderamento das pessoas é palavra de ordem 40

O poder da escolha 41

Eficiência e gestão remota exigem processos sólidos 41

Motivação 42

Investir nas pessoas, sempre! 45

Gestão de Processos 45

Processos, processos, processos, a regra do jogo na operação 45

Evolução 46

Gestão por processos 47

Gestão de processos 48

Gestão por processos na saúde 48

A hora de buscar agilidade nos processos 49

Desempenho dos processos 50

Eficiência, o começo da linha para a modernidade 51

Design thinking na elaboração de processos 58

Tecnologias de Gestão 60

Relevância: sem tecnologia você está condenado
à irrelevância 60

PARTE 2 LIDERANÇA: MODERNIDADE, MATURIDADE NA GESTÃO HOSPITALAR

Capítulo 3 LIDERANÇA NOS SERVIÇOS DE SAÚDE 70
Teresinha Covas Lisboa

Introdução 70

Prática e Atributos 71

Comprometimento na Organização 72

Liderança e Motivação 73

Liderança Estratégica e os Resultados nos Serviços de Saúde 74

Práticas Éticas e Condutas 76

Perfis de Liderança 77

Diferenciações Estruturais 80

Considerações Finais 82

Estudo de Caso de Sucesso de Liderança em Saúde
no Hospital Moriah 83

Missão 83

Visão 83

Valor fundamental 84

Bibliografia 84

Capítulo **4** LIDERANÇA POSITIVA INTEGRADA: HUMANIZADA E ESPIRITUALIZADA 86

Valdir R. Borba

Introdução 86

Inteligências Emocional, Relacional e Espiritual Aplicadas à Liderança Positiva de Alta *Performance* 87

Inteligência e Liderança Espiritualizada na Gestão Empresarial 88

Quociente Emocional-Espiritual Coletivo 89

Objetivo da Liderança Espiritualizada 90

Postura Estratégico-Espiritual 90

Metáfora espiritual (QS) 91

Metáfora Cerebral (QI) 91

Metáfora Corporal e Emocional (QE) 92

Espiritualidade (QS) 93

A Espiritualidade e a Sabedoria na Gestão de Organizações 93

O modelo de gestão espiritualizada 93

Empresas que Priorizam a Gestão e o "Bom Negócio" 94

Líderes com Perfil de Liderança Positiva 95

Líderes Orientados pelo Processo de Liderança Positiva 96

Líderes na Construção da Identidade Organizacional 96

Mantendo conexões saudáveis para a missão compartilhada... 97

Líder Positivo e a Chama do Propósito 98

Conclusão 99

Bibliografia 100

Capítulo **5** LIDERANÇA NA PRÁTICA 101

Roberto Gordilho

Introdução 101

Liderança baseada em dados é diferente da empírica 101

Planejamento estratégico 102

Os marcos 103

Importância do acompanhamento 103

Liderança baseada em desafios – tudo a ver
com a estratégia 104

Empoderamento dos liderados e o desafio de
desenvolver pessoas 106

Acabou a Era do Simples Comando e Controle, Entramos
Enfim no Século XXI 107

Flexibilizando a liderança 108

Ambiente 109

Liderança exponencial 110

Cultura de alta *performance* na saúde 111

Resolução de conflitos 115

PARTE 3 MATURIDADE E INOVAÇÃO NA GESTÃO DA SAÚDE

Capítulo 6 INOVAÇÃO É MUITO MAIS QUE TECNOLOGIA 122
Roberto Gordilho

Introdução 122

AVC: agilidade, velocidade e clientes 123

O diferencial é cultura 123

Poder de decisão 124

Valor na Saúde 125

Inovação é Colocar o Cliente no Centro do Negócio 125

Mudança de comportamento 126

Modelos de inovação na Saúde 128

Alguns modelos de inovação.. 128

Competências digitais, afinal, o que são as
competências digitais?.. 131

Quais são as competências digitais, afinal? 132

Transformação digital é coisa do passado................................... 133

Organizações exponenciais 133

Capítulo 7 INOVAÇÃO: A VANTAGEM COMPETITIVA
SUSTENTÁVEL COM ESG NA SAÚDE........................... 137

Valdir R. Barbosa

Introdução 137

ESG.. 137

ESG no Hospital... 140

Governança Corporativa Hospitalar... 140

Fundamentação do ESG Hospitalar.. 144

Vantagem Competitiva Sustentável.. 145

Vantagem Competitiva Sustentável na Saúde 147

Bibliografia... 149

Capítulo 8 *NEUROBUSINESS*, INOVAÇÕES E
NEUROMARKETING: APLICADOS NO
SETOR SAÚDE.. 151

Valdir R. Barbosa

Introdução 151

Desenvolvimento 152

Neuroinovação na Área da Saúde... 154

Governança como Processo de Inovação na Saúde.................... 156

Inovação pela Governança Clínica.. 158

Novos Serviços e Produtos da Neuroinovação Hospitalar 159

Projeto parto adequado como inovação 159

Operadora de Plano de Saúde totalmente digital 161

Algumas inovações que promovem o *neuromarketing*
na Saúde 162

Congresso Internacional HIS – *Healthcare, Innovation
and Tecnology* 162

Healthtechs que estão transformando o relacionamento
na Saúde no Brasil 163

Alguns outros produtos e serviços inovadores na
Saúde no Brasil 163

Produtos e serviços inovadores de Gestão na Saúde 163

Inovação e relacionamento do *neuromarketing* e
marketing digital na Saúde 164

O médico na era digital de comunicação 165

Considerações Finais 166

Bibliografia 167

PARTE **4**   ESPECIAL

Capítulo **9**   MANUAL DA GESTÃO ÁGIL NA SAÚDE COM
APLICAÇÃO DE MODERNAS FERRAMENTAS
DE GESTÃO 170
Roberto Gordilho

O Futuro é Ágil na Saúde 170

Métodos ágeis de gestão: uma realidade que veio para ficar .. 170

SCRUM: aprendendo a pousar um avião 176

KANBAN: da Toyota para a Gestão da Saúde 180

LEAN: qual desafio precisamos enfrentar? 183

LEAN STARTUP: conceito e aplicação 187

O modelo *smart* de definir as metas do negócio 189

SQUAD: movimente seus times para o sucesso do negócio 192

O bom e velho PDCA, mais atual que nunca 196

Management 3.0: gestão deve ser feita em conjunto 200

PRÓLOGO 203

PARTE 1

TRANSFORMAÇÕES PLANEJADAS COM MATURIDADE DE GESTÃO NA SAÚDE

CAPÍTULO 1 | **Valdir R. Borba**

PROCESSO DE TRANSFORMAÇÕES DE GESTÃO

■ INTRODUÇÃO

O objetivo deste trabalho é o de levar os leitores ao entendimento e à compreensão da necessidade de mudanças transformadoras na gestão de organizações, como alternativa de transição e de desenvolvimento para uma nova organização, procurando demonstrar os meios para essa transição.

Do ponto de vista de modelos e teorias inovadoras de gestão e dentro da perspectiva de mudanças e de passagem de um modelo para outro com impacto da transformação na organização, adota-se o planejamento integrado como ferramenta inicial deste trabalho, como instrumento essencial para o desenvolvimento da organização, em especial de serviços de saúde. Obviamente, o planejamento amplo e integrado envolve todos os seus aspectos: estratégicos, táticos e operacionais, de acordo com Administração plena por objetivos centrados em núcleos de resultados, pois, só assim, permite o pleno e eficaz controle e avaliação, bem como se torna possível o emprego dos demais instrumentos de mudanças para a transformação efetiva na gestão de organizações.

Dentro da visão de gestão de desenvolvimento, ou de mudanças planejadas, é essencialmente importante a questão da estratégia e o planejamento estratégico integrados com o *Balanced Scorecard* – BSC, como instrumentos essenciais da gestão contemporânea (Borba, 2011).

Porém, se o intento é antecipar processos de mudanças, e efetivamente mudar a organização, convém que se estude preliminarmente esse processo de mudanças planejadas no contexto da moderna gestão de organismos sociais, ou seja, das organizações.

■ TRANSFORMAÇÕES PLANEJADAS

Mudança, de maneira geral, é qualquer alteração que se processe física ou intelectualmente. No campo da Administração, entende-se que mudança pode ser qualquer modificação iniciada pela administração na situação ou no ambiente de trabalho.

No estudo da natureza e das causas de mudanças organizacionais, identifica-se, imediatamente, que os objetivos estratégicos possuem grande probabilidade de provocar mudanças. Entre esses objetivos, os que mais se destacam, dentro do processo de mudanças, são os humanos, relacionais e comportamentais na Organização, por causa da revolução sinérgica da gestão com pessoas e para pessoas, com destaque para gestão do conhecimento e de relacionamento emocional, bastante presente na abordagem de gestão contemporânea.

Desse modo, é preciso dedicar bom tempo para a gestão dos relacionamentos dos clientes internos e externos, avaliação dos conflitos, do trabalho em equipe e do relacionamento humano e das suas interconexões no ambiente organizacional, começando em sua forma mais pura e evoluindo até as mais complexas.

As modernas Escolas de gestão e Administração com aplicação de inteligências emocional, situacional, estratégica e espiritual, que atuam no desenvolvimento de gestão com inovação e liderança, procuram os caminhos de relacionar a mudança ao campo da psicologia organizacional e interpessoal, entretanto, sabe-se, também, que mudanças no campo empresarial assumem importância vital no desenvolvimento de organizações e abrangem todos os seus aspectos, não se limitando aos relacionados apenas com pessoas, mas todos os aspectos estruturais, conceituais e contingenciais dos ambientes em geral e da organização e, essencialmente, incluindo a pessoa. Nisso se sustenta por meio da ESG (*environmental, social, governance*).

No processo de mudanças organizacionais, temos segmentos ou blocos da mudança intimamente integrados e interdependentes entre si, que formam um evento amplamente integrado de todos os pilares da mudança, a saber: estratégico, estrutural, sociológico, psicológico, educacional, cultural, político, tecnológico e organizacional. Todos eles interconectados no processo de transformação, no qual as ciências assumem relevantes papéis, em especial a Psicologia Organizacional e Transpessoal, a Filosofia, a Administração, a Economia e a Tecnologia da Informação, e agora com a Inteligência Artificial e outras.

Os fatores e processos de mudanças originam-se não somente no ambiente sócio-organizacional, mas também o transcendem e alcançam o macroambiente da organização, envolvendo também outras organizações e todos os *stakeholders*, em um sistema amplo de interação intra e extraorganizacional. Como exemplo, no caso de hospitais, a interação e a transação são grandes, ultrapassando seu círculo organizacional para atingir todo o ambiente do sistema de saúde do País. Ou seja, transcendem do individual (hospital) para o coletivo (setor de saúde), alcançando não apenas os profissionais de saúde, mas toda a população.

Considera-se que a mudança organizacional não é apenas uma pequena alteração física, tecnológica ou comportamental de indivíduos ou de organizações. Para que o processo de mudanças possa ser considerado organizacional, precisa ocorrer em todos os níveis da organização e no seu ambiente de relações, ser abrangente e integrado, partindo de uma estratégia bem definida e substancialmente estruturada.

Esse processo deve envolver e mudar atitudes das pessoas na organização. A mudança para ser organizacional precisa ser condizentemente organizada e estruturada na visão estratégica e alicerçada pela missão, visão, valores e princípios da organização e transformada em estratégia para a efetiva transformação da própria empresa. É, portanto, imprescindível que seja planejada, estruturada, relevante, perceptível, influente, comunicada e traduzida e gerenciada pela cúpula de administração da organização.

A mudança transformacional deve ser entendida como um conjunto de alterações culturais, sociais, comportamentais e ecológicas do ambiente global (interno e externo) da empresa e até transcendental, que provocam alterações de métodos e processos tecnológicos no ambiente operacional, além de mudanças atitudinais (endógenas e exógenas) das pessoas, e aqui entra a perspectiva da inteligência emocional aliada à inteligência espiritual, que influem e se refletem nos aspectos comportamentais no ambiente sociocultural da empresa, potencializado todos os processos em busca da eficácia gerencial, com mudanças no modelo e no estilo de gestão.

Entende-se essa mudança transformadora como o conjunto de alterações estratégicas, estruturais, tecnológicas e comportamentais, incluindo o relacional emocional e espiritual, na empresa, que integra a gestão do conhecimento, o *endomarketing*, o *marketing* de relacionamento, o consciente emocional e a percepção de valores transcendentais (Borba, 2011). Assim, as alterações, quando isoladas em sua natureza, constituem subconjuntos dos processos *continuum* e conjuntural, definidos como partes do processo de mudanças organizacionais, que incluem o holístico-estratégico e a agregação de valores transcendentais.

Essa afirmação é embasada em diversas assertivas, contemporâneas, modernas e futurísticas, que vêm desde da teoria de *Willian E. Essy*, seguidor da escola behaviorista, que, com muita propriedade, definiu inicialmente o conceito da organização como sistema social e que agora agrega a percepção holístico-transcendental.

Essa teoria agregada com os posicionamentos da escola sociotécnica, da escola de contingências e das novas escolas de tecnologia, com Inteligência Artificial, do aprendizado e dos contextos social, emocional e espiritual tem mostrado grandes avanços.

Desse modo, a organização se transforma, principalmente como sistema aberto, sociotécnico, sistêmico, interativo, cognitivo e conectivo das organizações que aprendem, tem evoluído para uma empresa que aprende e ensina e produz efeitos das interconexões cambiais do ambiente sistêmico geral com conexões profundas, mas que alcança o todo integrado.

Obviamente todas as organizações e, consequentemente, sociedade de organizações, o ambiente organizacional, o meio ambiente, bem como o próprio homem estão constantemente em mudanças adaptativas. Esse processo de transição é provocado pelas influências, necessidades e fatores ambientais dos sistemas sociais; com isso, o sistema e o ecossistema organizacional influem e recebem influências do processo reformista do mundo social, político, econômico e essencialmente estratégico. Daí a importância dos estudos de cenários sob todos os prismas, para implementar processos amplamente estratégicos para efetivas transformações no ambiente corporativo-organizacional.

Nesse processo de transformações, *tudo é relativo e nada é absoluto*; as variáveis políticas, econômicas, tecnológicas, estruturais e sociocomportamentais são convergentes e também divergentes na forma ativorreativa e/ou proativa e não reativa, em que os aspectos e os fatores ecológicos assumem importância vital nas mudanças, e podem provocar a evolução ou a involução de empresas, ou mesmo de segmentos organizacionais, modificando-os de tal forma que, em pouco tempo, podem estar completamente diversos daqueles que inicialmente foram concebidos.

A mudança organizacional planejada é o caminho e o instrumento para o desenvolvimento da organização, que leva para a convergência e para a integralidade. No processo sociotécnico e na abordagem de variáveis evolucionista, o desenvolvimento organizacional deixou de ser consequência natural e passou a ser condicionante de progressos e de impulsão do ciclo vital de cada organização e de setores industriais inteiros, atuando, diretamente, de forma estratégica na sustentação, na efetividade organizacional e na integralidade setorial, ou seja, em um efetivo processo de integração e convergência (Borba, 2014).

O processo não deve ser encarado com simplicidade, ou independente de propósitos; ao contrário, deve ser concebido dentro de uma visão reformista, eficazmente planejada e estruturada em estratégias, integrada por objetivos e metas cuidadosamente estabelecidos e dentro da abordagem de renovação e de inovação organizacional, especialmente visando à excelência de seus processos relacionais e de seus produtos (entregas).

A renovação é exigência lógica da necessidade de adaptação permanente da organização às necessidades emergentes de uma comunidade em constante mutação. Renovação nesse conceito, além de poder e capacidade de competição, passa a ser a forma de acompanhar e atender às necessidades da comunidade, cada vez mais exigente de produtos e serviços excelentes e acreditados com elevado conceito de qualidade, especialmente no caso de organizações de saúde.

Essa interação com a comunidade impõe novos valores, novos padrões e novos indicadores de excelência de serviços, produtos e processos, que levem a uma intimidade com o cliente; portanto, além de se renovar, a organização precisa inovar e ousar em seus processos e nos seus relacionamentos.

Entende-se que a organização deva ser as respostas permanentes às necessidades da sociedade ou de uma comunidade. Seus serviços devem estar direcionados para o atendimento dos problemas da clientela. Desse modo, as mudanças, a criação de novos serviços e a desativação de outros, ou mesmo os novos equipamentos e os novos métodos de trabalho devem ser integrados pela estratégia extraída da inovação pela evolução do comportamento e das necessidades da própria clientela e estarem interconectadas com as estratégias e políticas de satisfação do cliente e do seu sistema maior ou macrossistema a que pertence. Por exemplo, o Sistema de Saúde como um todo.

Nenhuma tecnologia representada por tecnologias, métodos, processos e equipamentos, especialmente no caso de organizações sociais de serviços, poderá ser introduzida, modificada ou retirada sem que tenha como objetivo o atendimento da clientela e da sociedade, integrando os objetivos sociais com os de responsabilidade social, destacando a importância da geração de lucros e valores para os acionistas e, ao mesmo tempo, demonstrando a atuação na agregação de valores ao cliente e o retorno social para a comunidade, gerando empregos e acolhendo projetos sociais.

Renovar e inovar significa ousar e alterar. Alterar implica o emprego de novos métodos, novos padrões e novos objetivos de forma integrada, consciente, participativa e generalizada.

Portanto, mudança organizacional é o conjunto que se forma da agregação dos subconjuntos alternativos, ou parte do processo de mudança que são denominados de categoria. Desse modo, o processo pode ser dividido e classificado em:

TRANSFORMAÇÕES DE CATEGORIA ESTRATÉGICA

É o segmento da mudança de maior importância no processo, pois identifica as variações e as diferenciações do ambiente em geral, da Sociedade, e estabelece estratégias, diretrizes, padrões, métricas e parâmetros de abordagem e de modificações.

No segmento hospitalar essa categoria ou subconjunto procura estabelecer tendências da clientela, localizações, necessidade de serviços, compostos assistenciais, alterações de concorrência, novos planos de prestação de serviços e outros fenômenos sujeitos às variações do ambiente externo do hospital. Aplica-se aqui, também, a comunicação social.

TRANSFORMAÇÕES DE CATEGORIA TECNOLÓGICA E ESTRUTURAL

Entendemos como o subconjunto tecnológico e estrutural, aquele formado pelo desenvolvimento de métodos, processos, instrumentos, equipamentos, Tecnologia da Informação, espaços físicos, redes virtuais, prédios e demais recursos físicos, estruturais e tecnológicos.

Toda e qualquer alteração físico-tecnológica, reforma de prédios ou emprego de novos métodos de trabalho, processos, sistemas, ampliação de redes ou de equipamentos de tecnologia, encontra-se nessa categoria, comumente denominada de gestão de processos e de tecnologia. Geralmente, representam a parte física e visual da mudança. Por ser a mais visível e funcional, torna-se a categoria mais intentada no processo de transformação, mas, sozinha, essa alteração não chega a ser mudança organizacional; poderá, quando muito, constituir-se em sensível alteração físico-funcional, localizada do processo de mudanças e integrada a uma estratégia de mercado ou de desenvolvimento tecnológico do processo.

TRANSFORMAÇÕES DE CATEGORIA ORGANOESTRUTURAL

Integram essa categoria as modificações registradas como reestruturação organizacional com redirecionamento administrativo-funcional, reorientações, modificações, supressão ou criação de órgãos e unidades administrativas ou mesmo funcionais.

Geralmente essa categoria é confundida com mudança operacional, mas na realidade trata-se de parte do processo que se constitui em mudanças administrativas com reagrupamento estrutural, reposicionamento, rearranjo e redesenho organizacional, visando uma nova concepção relacional interna, mas essencialmente voltada para a melhoria da gestão e do atendimento do cliente. Trata-se também da inovação de processos.

TRANSFORMAÇÕES DA CATEGORIA COMPORTAMENTAL

Este grupo não se estabelece propriamente como uma categoria, mas constitui-se no próprio desfecho e síntese do processo de mudanças. Não se estabelece mudança transformadora sem os componentes de redirecionamento atitudinal no individual e comportamental do grupo.

Somente a mudança de condutas comportamentais consolida o processo, ou seja, não ocorre a transformação organizacional se não houver o envolvimento na mudança do componente comportamental coletivo. Ou seja, de toda a organização.

Comportamento se traduz em ações de pessoas, e pessoas pressupõem participação, envolvimento, comprometimento e, nesse particular, o processo de transformação deve receber real atenção. O comportamento se altera com condicionamentos, técnicas, métodos, modelos específicos e muito treinamento, e, nesse caso, muito têm contribuído os modelos de gestão com pessoas ou gestão de talentos e a abordagem da *learning organization,* mas entende-se também que o comportamento é a essência de relacionamento com valores, onde a emoção e a percepção da suprema consciência teleológica e transcendental é primordial.

A mudança organizacional pode ser sentida como necessária a partir de qualquer categoria, mas seu eixo central será sempre a categoria estratégica. Toda mudança organizacional tem objetivos estratégicos e esses estão intimamente ligados ao fenômeno de macroambientação da própria organização e ao seu ambiente ou mercado em si. Portanto, não existe mudança organizacional que não seja dirigida para seu mercado ou para a satisfação de sua clientela.

Por essa abordagem e com o emprego da teoria de sistemas ou organizações vivos, tem-se, como exemplo, a organização de social de serviços, como no caso da hospitalar, transforma todo o setor em uma resposta integral às necessidades de saúde da Sociedade, com forte influência positiva, alterando o nível de saúde de uma nação.

A ecologia de empresas interpreta e prevê a transformação do ambiente empresarial e, desse modo, facilita o planejamento de mudanças organizacionais.

A teoria de sistemas vivos e de suas interconexões com o ambiente de organizações, com a abordagem de organizações vivas, possibilita a análise da validade da mudança intentada, pois estudam-se, por meio dela, as projeções no ambiente em relação às possíveis alterações da organização. Desse modo, contribui também para a fixação de objetivos, estratégias e até mesmo para a implementação e oportunidades da ação.

Essa teoria faz lembrar que qualquer organização é um organismo vivo, com cultura e vida própria e, como organismo, precisa ser cuidada e desenvolvida na interação ambiental, para que alcance um crescimento planejado e ordenado dentro de seu sistema integrado e holístico de relações.

Obviamente, nessa abordagem sistêmica de ecologia empresarial encontramos os agentes e os fatores ecológicos que permitem e possibilitam o relacionamento e a manutenção dos ecossistemas, para que, não somente no plano individual, mas sobretudo no coletivo, as organizações sobrevivam como sistemas, e no caso de hospitais como integrantes do sistema amplo de saúde.

Nessa concepção de relacionamento, com ênfase comportamental no processo de mudança, além dos aspectos de sistemas abertos e vivos no campo das empresas, inclui-se também o fator de cultura organizacional como elemento intrinsecamente integrado e altamente influente no processo em si.

Cultura organizacional é a síntese do comportamento coletivo na organização e significa o modo de vida e o sistema de crenças e valores reinantes nela. É a forma plenamente aceita de interação e de relacionamento, incorporada ou assumida pela organização, o que, de certa forma, caracteriza e determina o grau de maturidade do comportamento organizacional. Assim, para que ocorra a revitalização da empresa, pelo desenvolvimento, torna-se necessário que se altere esse comportamento cultural.

O clima organizacional, ou a atmosfera da organização, é o resultado comportamental que caracteriza a organização. No caso de hospitais a atmosfera não é muito flexível, o que não lhe concede uma capacidade inovadora de mudanças mais reformista, de forma ágil.

Talvez, pelas condicionantes de sua própria formação, os hospitais se mantenham pouco flexíveis em sua cultura organizacional, tornando os processos desenvolvimentistas mais lentos, menos arrojados e pouco eficazes.

■ "UM PERFIL PARA A MODERNA ADMINISTRAÇÃO"

Para falar em "moderna administração" é preciso, preliminarmente, que se entenda o conceito dos termos aqui utilizados.

Moderno aqui é utilizado não no sentido simples de "atual", mas de "inovador", ou seja, "moderno" não é necessariamente aquele que existe hoje, mas aquele que deveria existir considerando-se as conquistas obtidas pela administração especializada nesta área. É o que se entende por "administração no sentido lato, ou seja, no sentido de modernidade ou de contemporaneidade da Gestão".

A administração tem sido, diversamente, conceituada por sua história, e essas conceituações ou definições foram sendo reformuladas diante do crescente envolvimento da organização com o meio ambiente e, em especial, com as novas contingências e exigências decorrentes desse ambiente sinérgico e altamente mutante e revolucionário.

Assim é que, nos dias de hoje, definem-se pela rapidez e pela profundidade das mudanças em todas as áreas, e a administração envolve, em sua conceituação, características resultantes desse mesmo fenômeno, tais como:

1. Concepção holística da empresa como sistema aberto, interativo e integrado, insuficiente por si mesmo e incapaz de sobreviver desvinculado da realidade que o envolve.
2. Concepção adequada à natureza de organização e dos objetivos dela decorrentes.
3. Necessidade de inovação, e não apenas de mudança, diante das novas necessidades provenientes da resposta da organização ao meio ambiente em contínua transformação.
4. Fixação na decisão, que envolve o futuro, e não na ação, que se liga apenas ao presente ou mesmo ao passado.
5. Preocupação fundamental com o aspecto humano da organização, como fruto da evolução da psicologia social, da consciência e dos valores transcendentais.
6. Processo de gestão com instrumentalização adequada e eficaz, com base na agregação de valores para todos, acionistas, mercado, clientes e sociedade.

No exemplo de hospitais, importa um entendimento comum do próprio conceito desse tipo de organização, que se dá como moderno na atualidade.

O hospital é parte integrante de uma organização médica e social, cuja função básica consiste em proporcionar à população assistência médica integral, curativa e preventiva, sob qualquer regime de atendimento, inclusive o domiciliar, constituindo-se também em centro de educação, capacitação e desenvolvimento de talentos e de pesquisa em saúde, bem como de resolução de saúde em seu perfil assistencial e encaminhamento de pacientes para os mais resolutivos, cabendo-lhe supervisionar e orientar as demais organizações de saúde técnica e funcionalmente a ele vinculadas, formando uma rede hierarquizada e regionalizada, em um modelo integrado e convergente de assistência.

Enfatiza-se, nessa conceituação, além da nuclearização do modelo assistencial em saúde, a vinculação do hospital com a comunidade.

■ A ORGANIZAÇÃO E A SOCIEDADE: O MODELO HOSPITALAR

Ainda, a título de exemplo, tal qual qualquer empresa, a organização hospitalar é impossível entendê-la como desvinculada e isolada da comunidade a que serve como prestadora de serviços essenciais.

Se até há poucas décadas o hospital podia simplesmente ser considerado um lugar destinado ao tratamento de pacientes, ao ensino e à pesquisa, hoje essa conceituação já não faz sentido. Atualmente, o hospital só deve ser entendido como parte integrante da própria dinâmica do mundo atual, que interfere em sua própria origem, em sua política e em sua atuação, manutenção e desenvolvimento. O hospital é parte da sociedade constituída, e tudo o que a alcança, também, impacta na política e nos processos de um hospital.

O hospital é hoje um sistema aberto que sofre as influências não só do seu meio, mas da própria evolução e das mudanças que se processam na técnica, na educação, na comunicação, na sociologia, na economia e na política de saúde do País.

Na verdade, o hospital pulsa pelo coração da sociedade e não mais pelo seu próprio. Isso, consequentemente, faz que cada hospital tenha uma operação diversificada e própria, não só em se tratando de hospitais de países diferentes, mas mesmo dentro de um mesmo país, e em uma mesma região. Isso exige, evidentemente, perfeita adequação do hospital às exigências decorrentes das características da sociedade a que ele serve e, especialmente, do sistema de saúde, em termos de estrutura, de administração, de tecnologia, de pessoas, de instalação e equipamentos e, mesmo de tamanho, capacidade de leitos e de padrão de serviços.

Essa adequação, por outro lado, para ser verdadeira, exige e supõe que o hospital evolua para o atendimento da necessidade de saúde e da expectativa da população, mantendo íntimo contato com sua clientela, com a realidade social e adaptando-se sempre mais às circunstâncias. É por isso que falar em um perfil para a moderna administração tomando-se por base a empresa hospitalar é falar de desenvolvimento do próprio segmento hospitalar, em razão da Saúde da sociedade, pois, é ele que torna possível o trabalho produtivo, a liberdade verdadeira, a independência consolidada e o futuro garantido. Em outras palavras, é na saúde e não na doença que o hospital deve centrar suas ações e seus objetivos, se não quiser vê-los destituídos de eficácia e incapazes de alterar as condições e o nível de saúde da população por ele atendida.

Essa situação, evidentemente, leva a um questionamento quanto à evolução do atual sistema de saúde, que ainda reserva espaço, se não reduzido, ao menos de pouca representatividade, às atividades básicas de saúde e, de forma preferencial, ainda proporciona um lugar privilegiado aos hospitais, sobretudo nas grandes cidades. É preciso investir em metodologias e processos de regulação e de controle e avaliação que possam aferir a efetividade dos impactos dos programas e das ações de saúde, em especial quanto à eficácia dos PSF (Programa de Saúde da Família) e da regionalização e hierarquização das unidades de saúde.

Os recursos financeiros destinados às atividades básicas de saúde ainda são insignificantes, apesar de todos os técnicos admitirem que elas se revestem de eficácia altamente comprovada em termos de redução do índice das internações hospitalares, entretanto é preciso considerar também que a redução da hospitalização e do tempo de permanência se deve também ao desenvolvimento de sofisticadas tecnologias.

São visíveis os descasos com a saúde, onde cabe muito bem o provérbio popular: *Saúde não tem preço, mas assistência tem custos e os governos são tímidos em orçamentos para áreas sociais.*

Por outro lado, a complexidade da gestão hospitalar é bem conhecida, bem como os desperdícios de recursos que ocorrem quando ela não é adequadamente conduzida. Desperdícios humanos, físicos, materiais e financeiros. São conhecidos também os problemas de relações humanas e os de informação e de comunicação.

A administração hospitalar não é apenas um produto de procedimentos organizacionais e técnicos; tem implicações sociais e políticas. Ela deve agir em consonância com a tecnologia disponível, mas também com os costumes e as tradições do meio ambiente, não se esquecendo dos aspectos relacionados com a gestão e o desenvolvimento de talentos.

A administração deve entender que o hospital envolve também aspectos legais e éticos, como os decorrentes do direito de todos à saúde e à correspondente educação, e os relacionados à vida e a seu prolongamento por meios artificiais, a bioética e a humanização dos cuidados. Isso exige dos responsáveis pela administração hospitalar adequado respeito pela vida e pela dignidade da pessoa, e o perfeito conhecimento das necessidades espirituais do enfermo, dos seus familiares, dos profissionais e colaboradores e da sociedade em geral, daí a preocupação e o interesse para um modelo de gestão holística integrada e convergente, incluindo o corpo, a mente, as emoções e o transcendental espiritual.

Aspectos éticos estão envolvidos também na própria política de adoção e uso da tecnologia médica que, em muitos casos, representa grandes investimentos que acabam beneficiando uma clientela menor, limitada pelo acesso. Há atrasos nesse campo em relação aos estudos de direito ao acesso às tecnologias mais avançadas.

A saúde da pessoa é pré-requisito para o desenvolvimento social e econômico, além de ser o primeiro objetivo desse mesmo desenvolvimento.

■ BIBLIOGRAFIA

Borba VR. Integralidade Convergente. Rio de Janeiro, RJ: DOC Editora; 2011.

_____. Estratégia & Ação: BSC no Contexto das Organizações de Saúde. Rio de Janeiro, RJ: DOC Editora; 2014.

_____. A Espiritualidade na Gestão Empresarial. Rio de Janeiro: Qualymark; 2011.

_____. Governança como Eixo ESG na Saúde. Artigo publicado pela Revista Gestão Primme nº 1, agosto 2023, Ribeirão Preto – SP.

Borba VR, Lisboa TC. Teoria Geral de Administração Hospitalar. Rio de Janeiro, RJ: Qualymark; 2010.

Borba VR, Lisboa TC, Garcia B, Pereira G, Oliveira JL de, Morimoto J, et al. Liderança e Inovação: A Marca do Líder Internacional. São Paulo: Sarvier; 2019.

CAPÍTULO **2** | **Roberto Gordilho**

TRANSFORMAÇÕES E MATURIDADE DE GESTÃO

▪ RESULTADOS E MATURIDADE DE GESTÃO NA SAÚDE

Por que tantos hospitais no Brasil têm resultados medíocres ou não têm nenhum, você já se perguntou sobre isso?

Alguns hospitais filantrópicos dizem que é porque o SUS paga mal e isso justifica a falta de resultado, mas isso se fosse totalmente verdade, entramos em outra indagação: por quais motivos algumas organizações de Saúde que são 100% SUS conseguem ter resultados, e em alguns casos resultados extraordinários?

É muito comum vermos hospitais privados que justificam a sua falta de resultado ou seus resultados medíocres dizendo que o plano de Saúde paga mal, que "eu não sei como é negociar com os planos de saúde", que as operadoras espremem. Tudo bem! Se isso é 100% verdade, por que muitos hospitais privados conseguem ter resultados, muitas vezes resultados extraordinários, atendendo a convênios e o sonho da maioria dos filantrópicos é aumentar cada vez mais sua base de convênios privados?

Apesar de grande parte dos hospitais do Brasil ter resultados medíocres ou não ter resultados, encontramos algumas ilhas de excelência, resultados que dão inveja aos outros e que, por isso, justificam pensar que é possível mudar o quadro geral de resultados dos hospitais no Brasil.

Em 2016 eu comecei a me fazer estes questionamentos. Na época eu era diretor de uma grande empresa e trabalhava com implantação de sistemas de gestão. Entre 2011 e 2016 minha equipe e eu fomos responsáveis pela implantação de um sistema de gestão em mais de 350 hospitais de médio e grande porte no Brasil, Chile, México e República Dominicana. Dessa experiência, percebemos que muitas vezes os hospitais compravam a tecnologia (sistemas de gestão) e transferiam para ela a responsabilidade de resolver os seus problemas organizacionais, como se fosse possível um computador e um *software* resolverem os problemas de gestão e liderança de qualquer organização.

A partir daí, comecei a pesquisar o que difere os hospitais que têm resultados extraordinários e os hospitais que têm resultados medíocres, o que difere o hospital que tem resultado daquele que não tem resultado? Comecei a perceber que existem fatores que levam os hospitais a alcançarem esses resultados, definitivamente não é sorte ou acaso. Com base na análise sistemática desses fatores, desenvolvi a definição de "Maturidade de Gestão", que abordo com detalhes no meu primeiro livro "Maturidade de Gestão Hospitalar e Transformação Digital, os caminhos para o futuro da Saúde".

E é com base na minha obra que, agora, apresento os fundamentos e caminhos para, em um ambiente de transformação como estamos vivendo na Saúde, o hospital multiplicar seus resultados e alcançar Resultados Extraordinários.

O QUE SÃO RESULTADOS EXTRAORDINÁRIOS?

Para definir o que são resultados extraordinários vamos dividir a pergunta em três partes:

1. O que é resultado na Saúde?
2. O que é extraordinário?
3. O que são Resultados Extraordinários?

Resultado na Saúde

Hospitais e organizações de Saúde de uma forma geral não podem simplesmente assumir que resultado é o valor expresso na última linha do balanço – não que não seja importante – mas não é apenas isso, todo meu trabalho é baseado no conceito de resultado que envolve quatro elementos:

- Segurança do paciente.
- Qualidade do atendimento.
- Eficiência dos processos.
- Resultado econômico/financeiro.

Então, resultado em saúde envolve prestar uma assistência segura, humana, de qualidade, eficiente, sustentável e lucrativa, este é o que acredito, e baseio todo meu trabalho, ser o conceito de resultado quando trabalhamos em organizações de Saúde.

O que é Extraordinário?

O dicionário *on-line* de português define extraordinário como[1]:

- Que não se adequa ao costume geral ou ordinário; excepcional.
- Característica do que é raro, singular ou esquisito: uma força extraordinária o impelia para o mar.
- De teor extremo; em elevado grau; excessivo: tenho-lhe um afeto extraordinário.
- Que se distingue entre os indivíduos possuidores de uma mesma profissão: é um artista extraordinário.

É sobre isso: ser extraordinário não é ser melhor, ou pior, apenas diferente, singular na jornada da liderança ou da vida, como preferir, extraordinário é isso, uma jornada, é um caminho trilhado todos os dias, cuja regra mais básica é: seja hoje um pouco melhor que ontem e amanhã um pouco melhor que hoje. É um processo de evolução que em algum tempo nos leva a resultados impensáveis, extraordinários.

Extraordinário é a jornada de crescimento e superação, é sobre estar sempre em evolução, fazer da melhoria e aprendizados contínuos um hábito, extraordinário não sair de 1 para 10, afinal quantas vezes não já fizemos isso e no ciclo seguinte voltamos para 01 ou muitas vezes até menos?

---

[1] Fonte: https://www.dicio.com.br/

Extraordinário é crescer de forma sustentável, contínua e consistente, é uma jornada onde empilhamos aprendizados e realizações para, com um passo de cada vez, alcançarmos um crescimento exponencial.

O que são Resultados Extraordinários?

Quando pensamos em resultados extraordinários o primeiro pensamento que vem à nossa mente são as empresas de alto sucesso: Apple, Alphabet (dona do Google), Microsoft ou Meta (dona do Facebook, Instagram e WhatsApp), por exemplo (Figura 2.1). Só que, o que esses negócios têm em comum além de fazerem parte de nosso dia a dia?

Todos eles têm Resultados Extraordinários, resultados que crescem de forma contínua e consistente ao longo dos anos.

Observe que ser extraordinário não significa uma jornada mágica apenas de acertos, afinal em determinados momentos todas estas empresas caíram, mas em todos os momentos souberam entender, aprender e se recuperar.

Então, para efeito desta obra, o Resultado Extraordinário é aquele que cresce de forma sustentável, contínua e consistente: um passo de cada vez, sem parar. Este empilhamento de conquistas é o que vai levar nossos hospitais ao Extraordinário, é uma jornada.

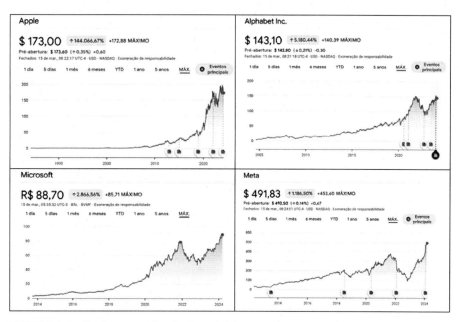

FIGURA 2.1 – Dados extraídos do Google Finance em 15/03/2024.

O PARADOXO DA SAÚDE

Atualmente o que mais vemos no mercado da Saúde, em especial nos hospitais, é um paradoxo: apesar de grande parte dos hospitais possuir uma estrutura suficiente para atender suas demandas, os equipamentos necessários para prestar o serviço ao qual se propõe, já ter informatizado suas operações, ter um direcionamento definido no planejamento estratégico, ter processos (se são bons, formalizados e eficientes é outra coisa) e pessoas para realizar as atividades.... só conseguem alcançar resultados medíocres ou muitas vezes não têm resultados, pecam na qualidade da assistência, na eficiência dos processos, nos resultados econômico-financeiros ou muitas vezes em todos estes itens.

Observe, os hospitais têm estrutura, equipamentos, tecnologia de gestão, estratégia, processos e pessoas, tem tudo, então por que não têm resultados? Você já parou para pensar nisso? O que está faltando?

Está faltando uma peça central para conectar todos estes elementos: a Liderança com Foco em Resultados (Figura 2.2).

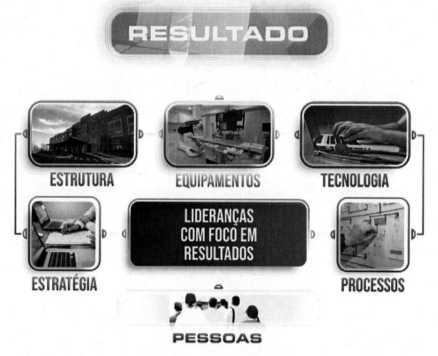

FIGURA 2.2 – O paradoxo dos resultados na Saúde.

Isso mesmo, a Liderança com Foco em Resultados, não com foco em tarefas. A liderança que saiba responder a seguinte pergunta: como transformar os recursos que temos (estrutura, equipamentos, tecnologia, estratégia, processos e pessoas) em Resultados Extraordinários?

Esta liderança é que vai levar o hospital ao sucesso.

A boa notícia é que a Liderança com Foco em Resultados é uma habilidade treinável. Isso mesmo! Independente do estágio atual da sua vida profissional, se mais júnior ou mais sênior, é uma habilidade que pode ser desenvolvida, eu sou um exemplo disso, afinal nos primeiros 13 anos da minha vida profissional eu era um administrador de tarefas clássico, um fazedor que alcançava resultados a custa de esforço, meu foco era sempre no empenho, quantidade de trabalho, minhas palavras de ordem eram: trabalho, esforço, dedicação, em resumo força bruta.

Se um hospital é uma instituição de pessoas cuidando de pessoas (bem piegas e verdadeira esta expressão, mas eu adoro), precisamos aumentar a Maturidade de Gestão dos líderes, gestores e da Organização.

Aqui vale uma explicação:

Quando falo de gestão estou me referindo ao processo de administração de recursos, coordenar a utilização de recursos para atingir um objetivo, gestão é um processo cognitivo baseado em métodos e ferramentas.

Gestor é o profissional que pratica gestão, ocupa uma posição dentro da organização que lhe confere autoridade, poder e responsabilidades sobre a utilização de recursos.

Liderança é sobre pessoas tem a ver com propósito, valores, motivação, engajamento, pertencimento, objetivos compartilhados, e muito mais, segundo Kouses e Posner (Kouzes e Posner, 1997), "Liderança é arte de mobilizar os outros para que estes queiram lutar por aspirações compartilhadas".

Líder é a pessoa que pratica liderança, eu acredito que todos nós somos líderes em alguns momentos de nossas vidas, e tendemos a pensar que líder é apenas aquele que está ocupando uma posição formal de liderança. Isso é um erro, líder é quem lidera, independentemente de posição formal, o que mais vejo nas organizações são gestores que não são líderes, áreas e algumas vezes organizações inteiras sendo lideradas por pessoas que não têm posição formal de liderança, enquanto os gestores formais estão tão ocupados apagando incêndios e resolvendo problemas que não têm tempo para liderar.

O QUE É MATURIDADE DE GESTÃO?

Maturidade de Gestão é um conceito importante quando falamos nosso objetivo de alcançar resultados extraordinários na organização, precisamos utilizar os recursos disponíveis da forma mais eficiente possível para maximizar os resultados e para isso é necessário *ter pessoas qualificadas e capacitadas para usar a tecnologia com bons e sólidos processos para executar uma estratégia definida e um sistema de governança que permita a gestão e controle da organização e dos projetos.*

Tem a ver com desenvolver de forma holística e integrada cinco elementos: governança, estratégia, tecnologia, processos e pessoas (Figura 2.3). Para saber mais e se aprofundar nesse tema, recomendo muito a leitura do meu livro "Maturidade de Gestão Hospitalar e Transformação Digital, os caminhos para o futuro da Saúde".

Para aumentar a Maturidade de Gestão, o caminho é formar o que eu carinhosamente chamo de "Gestor Extraordinário da Saúde".

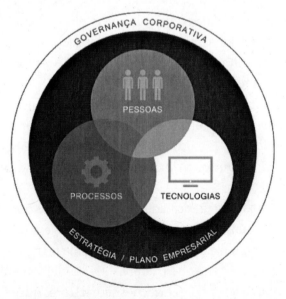

FIGURA 2.3 – Elementos da Maturidade de Gestão.

O **Gestor Extraordinário da Saúde** é o líder que entrega resultados acima da média de forma contínua e consistente e leva seu time ao sucesso. Observe que é líder, não chefe, ou seja, pratica liderança, é focado em resultados, que são os objetivos compartilhados, acima da média, não é medíocre, é extraordinário, de forma contínua e consistente, tem um método, pois a única forma de ter resultados dessa forma é com um método definido. E leva seu time ao sucesso, ou seja, trabalha para o time alcançar o sucesso, pratica o maior papel de um líder, que é desenvolver seu time, sempre digo, desenvolva o time e o time vai ganhar o jogo, o papel do líder é liderar, não jogar, e menos ainda, em todas as posições.

A Maturidade de Gestão possui um conjunto de fundamentos que embasam todo o processo de desenvolvimento:

- Visão Sistêmica.
- Liderança.
- Trabalho em Equipe.
- Orientação por Processos.
- Desenvolvimento de Pessoas.
- Foco no Cliente.
- Foco na Segurança.
- Foco na Prevenção.
- Melhoria Contínua.
- Orientação por Resultado.

Visão Sistêmica – expandir o foco da tarefa para o processo e o resultado, dentro do conceito de Maturidade de Gestão a visão sistêmica é olhar a floresta, não apenas a árvore desenvolver um olhar amplo que possibilite ver todo o contexto.

Liderança – segundo Posner e Kouzes, "Liderança é a arte de mobilizar os outros para que estes queiram lutar por aspirações compartilhadas", é sobre isso, motivar, engajar, dar propósito e direção ao time, muito mais que comendar e chefiar.

Trabalho em Equipe – em uma organização de Saúde ninguém trabalha sozinho, o trabalho em equipe é o trabalho colaborativo, onde todos contribuem para a construção do resultado.

Orientação por Processos – ampliar o foco da tarefa para o processo como uma cadeia de valor que produz um resultado, a orientação por processos é a base de todo o processo de melhoria contínua, pois amplia o foco da tarefa para o processo e resultado.

Desenvolvimento de Pessoas – o maior papel de um líder é desenvolver seu time, dentro deste contexto o desenvolvimento de pessoas tem um papel crucial no aumento da Maturidade de Gestão.

Foco no Cliente – foco no Cliente em todos os processos, quem é o cliente, é o interno ou externo, paciente, médico, operadora, SUS ou o cliente interno se é uma área de apoio. O foco no cliente nos permite entender e buscar melhorar as entregas em todas as etapas da cadeia de processos;

Foco na Segurança – segurança de *compliance*, segurança da informação, segurança do paciente, segurança da equipe, segurança de todos e em todos os processos, o foco na segurança é uma garantia de prevenção contínua;.

Foco na Prevenção – prevenção em todos os momentos, processos e atividades, uma das grandes demonstrações de prevenção é o planejamento, uma gestão madura elabora um plano e executa o plano, afinal qual o melhor momento para tratar prevenção? No planejamento, depois só nos resta administrar os efeitos.

Melhoria Contínua – a base do extraordinário, melhoria contínua é base de toda a evolução da Maturidade de Gestão na Saúde, afinal ser extraordinário é ser melhor hoje que ontem e amanhã que hoje, o que é isso senão a melhoria contínua na veia?

Orientação por Resultado – foco no resultado é ter direção, é levar o plano estratégico até a operação, é alinhar os colaboradores em todos os níveis na busca da construção do resultado por meio de um processo de aprendizado e crescimento contínuo.

E qual a base do processo individual de crescimento para se tornar um Gestor Extraordinário da Saúde?

A base é o desenvolvimento do DOM da Gestão: disciplina, organização e método.

Existe um lugar comum no imaginário popular que é que o "brasileiro é um povo que não tem disciplina". Discordo completamente desse disso, eu acredito que a grande maioria das pessoas não tem meta, não tem objetivos definidos para as diversas dimensões de sua vida de forma organizada, a falta de disciplina é o resultado não a causa.

Recorro ainda a uma expressão atribuída a Henry Kissinger, ex-diplomata americano que foi muito influente no mundo que diz que "para quem não sabe para onde vai, todo caminho leva lugar nenhum", é bem por aí, a falta de disciplina vem da falta de foco, de meta, por isso um dos principais fundamentos da evolução da Maturidade de Gestão é o foco em resultados, aonde queremos chegar? Como é possível pensar em resultados extraordinários sem definir o resultado a ser alcançado?

Por isso é tão importante a Estratégia, um dos 05 pilares da Maturidade de Gestão.

■ ESTRATÉGIA: DE REPENTE O MUNDO MUDOU – A IMPORTÂNCIA DO PLANEJAMENTO

Passados mais de 200 anos desde sua formulação, a frase *Na natureza nada se cria, nada se perde, tudo se transforma*, do químico Antoine Laurent Lavoisier, nunca se fez tão atual. Ainda mais se for aplicada à Saúde. Afinal, quando o assunto é estratégia empresarial, a velocidade das transformações é um fator preponderante para a eficácia das ações. Por isso, elaborar um plano para cada situação é fundamental não apenas para a continuidade sustentável do negócio – é uma habilidade que confere destaque aos gestores.

Por mais que a conquista seja algo cada vez mais desafiador nos tempos atuais, a previsibilidade é fundamental para que os planos empresariais possam refletir em estratégias de sustentabilidade e crescimento dos negócios. A pandemia e a consequente crise provocadas pelo coronavírus desafiaram líderes e gestores da Saúde a criarem planos e ações imediatas para garantir a continuidade dos negócios. Essa experiência foi impactada não apenas pela baixa afinidade com as novas tecnologias, mas também pela distância histórica com as técnicas e habilidades de gestão.

Sobre o poder da tecnologia no planejamento, veja um exemplo: o leque de informações e os dados que são gerados a cada minuto dentro das organizações de Saúde podem ser os pilares para que a inteligência artificial possa contribuir com a criação de cenários e potencializar a assertividade dos planos – o "nada se perde" de Lavoisier.

Contudo, não se trata de descarregar na tecnologia a responsabilidade de criar e executar os planos. A Saúde, sendo o reflexo das relações e comportamentos humanos e sociais deve ser embasada pelas melhores práticas para uma gestão coesa e eficiente. Em um mundo cada vez mais conectado, perde o sentido um plano que não é elaborado e compartilhado com todas as áreas da instituição. Os gestores devem contar com seus líderes para a construção de uma visão holística do negócio e, dessa forma, distribuir as metas e objetivos para cada área.

É IMPERATIVO FAZER GESTÃO

Esse item em nada condiz com o apagar de incêndios diários. Esse deveria ser o cenário que marcou a Saúde em momentos passados, apesar de ainda ser a realidade em muitas organizações. O descontrole organizacional é o sintoma mais característico de uma gestão desfalcada de planos estruturados. A estratégia empresarial, revista e monitorada frequentemente, precisa estar apoiada por ações imediatas, de eliminação de desperdícios, crescimento e proteção do negócio. Por isso, é primordial ao gestor saber em que situação a organização se encontra, para onde pretende ir, os riscos e desafios. E, com isso em mãos, construir planos de apoio à jornada de crescimento.

Os indicadores e as tendências devem ser avaliados periodicamente, a fim de monitorar a estratégia e operação para garantir que a instituição está percorrendo o caminho traçado para a conquista dos objetivos e metas traçados.

Atualmente tudo acontece de forma muito veloz, essa é uma característica que as novas tecnologias impregnaram na sociedade como um todo.

Só que a celeridade das mudanças não implica (de forma alguma) que as tomadas de decisões devem acontecer sem uma organização e planejamento que estejam abertos para mudanças baseadas em estratégias e habilidades sólidas de gestão.

Aqui vamos evoluir os conceitos e práticas para que você possa evoluir na sua carreira e levar sua organização a ter sucesso em um mundo cada vez mais VUCA (Volátil, Incerto, Complexo e Ambíguo).

Esse é um aprendizado que as *startups* e empresas de tecnologia já incorporaram. Ao longo deste capítulo, vamos avançar com vistas a construir resultados extraordinários em um cenário de constante transformação.

Então, aprofunde seus conhecimentos e tenha em mente que o mundo não para e um dos efeitos de tanta transformação é a concorrência, tanto no âmbito pessoal quanto para a organização que mais que nunca passou a disputar clientes, mercado, profissionais e recursos.

■ O MUNDO DA SAÚDE ESTÁ CADA VEZ MAIS PARECIDO COM AS *STARTUPS*

Quando a física polonesa Marie Curie começou os primeiros experimentos sobre a radioatividade, pouco se sabia quais seriam as reais aplicações das partículas excitadas. Anos após a morte do seu marido e parceiro na ciência, Pierre, ela percebeu os desafios em torno da manipulação de átomos instáveis para a sociedade. O mundo da radioatividade era totalmente incerto e incipiente nos idos da década de 1940 e, em certos ramos da física, a previsibilidade é um luxo quase inalcançável.

Assim como na ciência nuclear, o setor de Saúde está cada vez mais pautado por incertezas e soluções ainda em desenvolvimento, o que a faz se parecer com o mundo das *startups*.

Em todo o mercado é possível inovar e as *startups* perceberam esse bojo de oportunidades, o que não as torna totalmente infalíveis. E quem vivencia a não rotina de gerenciar uma organização de Saúde percebe uma semelhança matemática e tática muito forte com o modelo de operação *startup*: é preciso ter novas ideias e capacidade de implementá-las a todo instante. Afinal, estamos em um período de mudanças de hábitos de consumo e a cada dia surgem oportunidades e demandas por novos serviços em Saúde.

O setor de Saúde tem uma peculiaridade: é um setor de pessoas que cuidam de pessoas, uma retórica muito mais latente que em outras indústrias. À medida que as relações vão se alterando, a gestão encara uma miríade de desafios que implicam a necessidade de readequação do negócio.

Muitas *startups* começaram a vida apresentando soluções digitais para dores que podem ou não estar relacionadas a problemas tecnológicos. Na Saúde, o foco é o bem-estar do ser humano. As necessidades são infinitas. De novos tratamentos, novas formas de acesso aos serviços até o surgimento de crises epidemiológicas, a demanda por inovação e novas formas de pensar não param de chegar à mesa dos executivos e lideranças na Saúde. O lado positivo é que na Saúde os aprendizados também podem ocorrer de forma disruptiva, temos que estar prontos para inovar, afinal o que é funcionou até agora, não necessariamente vai resolver o inesperado desafio que irá surgir nos próximos minutos, horas, dias ou meses.

DINÂMICA ORGANIZACIONAL

Mas por que muitas *startups* vêm transformando a sociedade, crescendo e conquistando seu espaço no mercado e na Saúde ainda vemos muitas instituições que lutam diariamente apenas pela sobrevivência? A resposta não é óbvia e direta. Como em qualquer empresa, ter uma direção, saber para onde ir e qual caminho seguir é o primeiro elemento que a gestão precisa definir para começar um ciclo de crescimento. Contudo, por décadas o setor de Saúde esteve voltado para questões internas, muitas vezes distantes do que deveria ser o centro do negócio: o cliente. Perceber que o paciente já não tinha paciência alguma para as dificuldades de acesso, processos excessivamente burocráticos, altas cobranças, serviços focados apenas no tratamento e cura, e poucas soluções para promoção da saúde e bem-estar, por exemplo, ainda hoje é um paradigma difícil de ser transposto por muitas organizações.

Um fator importante para motivar o processo de crescimento é trabalhar a cultura organizacional, a forma como a organização opera e se percebe para enfrentar os desafios de um mundo em transformação, porém, antes de pensar em mudar a cultura organizacional, as instituições precisaram se enxergar como organizações inseridas em um mercado altamente competitivo e em constante transformação – a cultura de gestão, em muitos casos, sequer existia antes dessa mudança de panorama.

MODELO *STARTUP*

Voltando à atualidade, o setor Saúde está cada vez mais parecido com o mundo das *startups*, pois a operação dos negócios precisa unir o atendimento eficiente, eficaz e de qualidade com a criação de inovações e novas soluções. A incerteza é uma realidade cada vez maior no mercado. A capacidade de inovar precisa fazer parte do potencial competitivo. E a capacidade de manter o equilíbrio e crescimento do negócio é o que consolida carreiras, profissionais e negócios.

Quanto mais ágeis e dinâmicos forem os processos, melhor será a experiência do cliente e os resultados do negócio. Mas conquistar essa velocidade não depende apenas de investir em novas tecnologias. Claro, as *startups* são conhecidas pelos produtos e serviços altamente digitalizados. Só que o pensamento por trás desse modelo de negócio é o que dinamiza esses *players*. Ou seja, o pensamento *startup*, a cultura ágil, a preocupação constante em fornecer a melhor jornada do cliente e todos seus pontos de contato com a instituição é o que realmente diferencia os novos negócios dos modelos tradicionais.

A transformação digital tem que acontecer em conjunto com a mudança de *mindset* e cultura organizacional. Pessoas capacitadas e motivadas devem trabalhar em um ambiente com liderança que estimule o crescimento, processos bem estruturados, um planejamento estratégico consistente, passível de evoluções e mudanças, e uma gestão com olhar holístico para o que acontece dentro e fora da organização.

Esse é o caminho. Quem desconhece isso corre o risco de ficar rapidamente obsoleto e uma das ferramentas que pode apoiar este processo é o *Business Canvas*.

■ *BUSINESS CANVAS*

Uma das ferramentas mais usadas para planejar um modelo de negócio ou projeto é o *Business Model Canvas* (BMC). Também é conhecido como Quadro de Modelo de Negócios (Figura 2.4), trata-se de um mapa visual, usado como ferramenta gerencial para o desenvolvimento de novos negócios, produtos e serviços.

O *Business Canvas* foi criado durante a tese de doutorado do professor e pesquisador suíço Alexander Osterwalder. O modelo surgiu em 2004 e começou a ganhar adesão de empresas em todo o mundo, como Google, Spotify e Amazon.

O *Canvas* é o ponto de partida para o diagnóstico e planejamento inicial de um plano de negócios ou projeto. Com ele, todos os participantes conseguem identificar claramente qual é o atual estado da organização ou projeto e quais oportunidades de inovação podem ser exploradas ou realizar o princípio do planejamento da execução. No *Canvas* os elementos são divididos em forma de blocos que encorajam novas perspectivas e ideias de como tais peças se encaixam. Essa estrutura também auxilia a manter as discussões entre os participantes focada e de comum entendimento, já que a ferramenta pode ser aplicada para qualquer tipo de empresa ou projeto.

A simplicidade do *Canvas* esconde inúmeras vantagens para o planejamento de negócios e projetos na Saúde. Trata-se de uma ferramenta na qual o gestor constrói a melhor visão da realidade e do projeto, além de poder interagir de forma dinâmica e orgânica com toda a equipe para descrever de forma simples e poderosa o empreendimento.

O BMC, inspirado no *design thinking*, fatia o empreendimento em nove seções que, apesar disso, devem ser avaliadas de forma holística e integrada.

E tal como não pode deixar de ser em todas as indústrias do mercado, na Saúde o BMC tem foco no cliente. As nove etapas de análise do negócio estão todas atreladas à proposta de valor que se deseja criar.

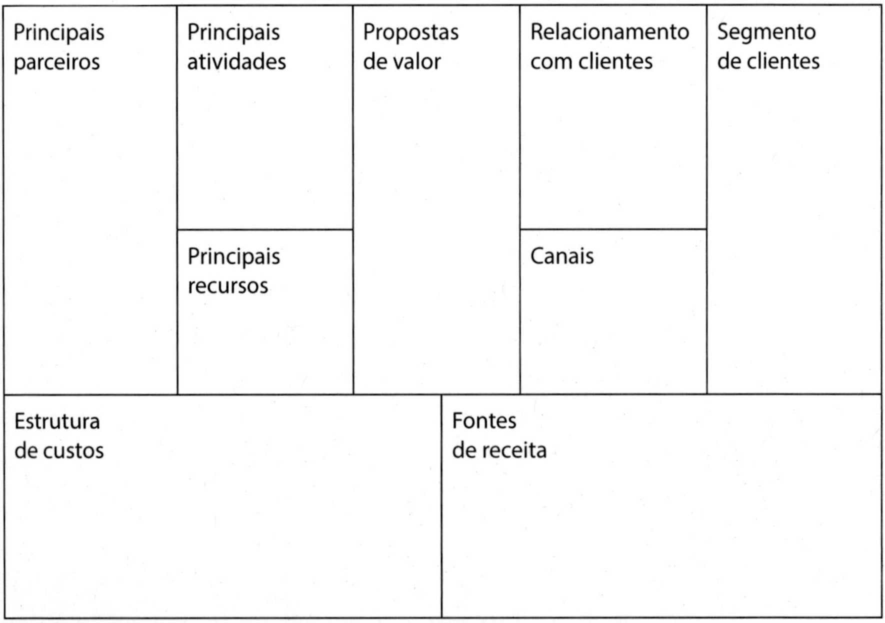

Principais parceiros	Principais atividades	Propostas de valor	Relacionamento com clientes	Segmento de clientes
	Principais recursos		Canais	
Estrutura de custos			Fontes de receita	

FIGURA 2.4 – O Canvas de modelo de negócio.

ELABORAÇÃO DO CANVAS

Proposta de valor

A estrutura do BMC é similar à disposição em diagrama. A primeira definição é quanto à oferta de valor do negócio ou projeto para os clientes (entendendo que o cliente é aquele que vai receber o valor e pode ser interno ou externo). A proposta de valor é diferente de objetivo, podemos pensar a proposta de valor da seguinte forma: Se todos os objetivos foram alcançados, qual valor será gerado e o(s) cliente(s) receberá(ão)? É o elemento que atenderá a necessidade e pode se dar por atributos como novidade, desempenho, customização, *design*, marca, preço, custo, redução de riscos, segurança, acessibilidade, conveniência e outros.

Segmento de clientes

Para construir um modelo de negócios ou projeto eficaz, a organização deve identificar quais clientes ela se propõe a servir e entender a segmentação de acordo com as diferentes necessidades e atributos. Clientes de diferentes segmentos (grupos) podem ter necessidades e expectativas diversas. A ideia deste bloco é identificar os clientes que serão atendidos para garantir a estratégia mais adequada para atender melhor os grupos definidos.

- Para quem estamos criando o valor?
- Quem são clientes mais relevantes neste negócio ou projeto?

Canais

Uma empresa ou projeto podem entregar sua proposta de valor a seus clientes por meio de diferentes canais. Canais eficazes distribuem a proposta de valor de forma rápida, eficiente e econômica. Uma organização pode alcançar seus clientes por meio de seus próprios canais físicos (lojas e distribuidores), canais *on-line* (*internet*), parceiros ou a livre combinação de todos.

- Por quais canais nosso segmento de clientes pode ser alcançado?
- Como os canais estão integrados?
- Quais são mais efetivos em termos de custo e tempo?

Relacionamento

Uma empresa que não fala com seus clientes não tem grandes chances de permanecer no mercado. Igualmente na Saúde, o relacionamento é uma das bases de transformação do negócio. A proposta neste bloco do BMC é estabelecer a forma como a organização pretende se relacionar com seus clientes.

Atividade-chave

Valor e clientes são os princípios que regem o BMC. As pessoas querem serviços e formas acessíveis de acessá-los. Neste ponto deve-se colocar as atividades chave que deverão ser realizadas para entrega do valor esperado.

Neste bloco devem ser descritas e encadeadas as atividades-chave (macroatividades) que serão realizadas para entregar a proposta de valor.

Recursos

Para conseguir entregar o valor por meio das atividades chave descritas, o empreendimento ou projeto precisa de recursos financeiros, estruturais e de capital humano. Mesmo que a ideia seja estruturar um novo projeto, é fundamental que o gestor saiba o que precisa ter à sua disposição para iniciar a empreitada. Assim, o próximo passo é identificar os recursos necessários para pôr em prática o que está em planejamento.

Parcerias

E já que as organizações de Saúde são feitas por pessoas e para pessoas, é importante contar com parcerias que contribuam com a missão e proposta de valor para os clientes. Podem acontecer dentro dos mais variados modelos de relacionamento e trocas de interesses. Parcerias sólidas significam não apenas o compartilhamento de valores e insumos. São os *players* e pessoas (internas externas) que precisam compreender a importância do projeto e estar dispostos para contribuir com as ações para alcançar o objetivo.

Fontes de receita

Os recursos financeiros precisam ser renovados e captados constantemente. Em um mundo que vive constantes transformações, um negócio não pode permanecer estático. As relações sociais mudam e as necessidades das pessoas, por consequência, também. Dessa forma, o gestor precisa ter ao alcance da visão as principais fontes de receitas que o projeto vai gerar. Em muitos casos o projeto não gerar recursos novos na forma financeira, mas em forma de ganhos qualidade.

Estrutura de custos

Dentro da dinâmica do BMC é preciso que cada custo esteja estruturado e compreensível para os líderes e gestores.

Por mais que a semelhança com o *design thinking* torne o BMC simples, essa ferramenta tem auxiliado diversos empreendimentos a se manterem no mercado. O conceito é uma das formas mais modernas de interação com o negócio. Dentro do BMC constam as premissas que, por vezes, não recebem a devida atenção da gestão da Saúde.

▪ ESTRATÉGIAS PARA UM MUNDO EM TRANSFORMAÇÃO

O mundo da Saúde agora vive um turbilhão de desafios que empurram para uma gestão mais profissional para alcançar resultados extraordinários. Dito isso, o assunto agora é a importância do planejamento estratégico. E novamente segue aqui um lembrete: se você ainda não sabe como elaborar um e, principalmente, como adaptá-lo a cada cenário, é melhor correr.

Saber onde se quer chegar não é mais o suficiente para ter um negócio perene e equilibrado. É preciso ter um caminho e formas definidas de conduzir a instituição para os objetivos de maneira profissional e segura. Ou seja, é preciso contar com um planejamento estratégico, desdobrá-lo entre as áreas e pessoas da organização e, acima de tudo, estar preparado para adaptar as estratégias conforme as mudanças de cenário.

O planejamento estratégico é a base para uma operação focada em resultados. Trata-se de um processo sistêmico no qual são definidos as metas e os objetivos de um negócio, que serão atingidos conforme estratégias táticas e operacionais. É importante frisar que planejamento não deve ser elaborado apenas por uma pessoa, ele deve ser elaborado pelos principais executivos e gestores da organização para trazer amplitude e diferentes visões. Após a elaboração do plano estratégico, ele deve ser desdobrado para as demais hierarquias (tático) e áreas da organização (operacional). Além disso, para que faça sentido, o ideal é as pessoas serem treinadas, capacitadas e ter à disposição os recursos necessários para que cada rotina de cada processo seja realizada conforme o que foi planejado.

Mas, para traçar um planejamento que seja alcançável e que faça sentido no contexto da organização, é essencial que a alta gestão conheça o ambiente em que se encontra, as forças e fraquezas do negócio, as ameaças e quais são as oportunidades que podem ser exploradas. De nada adianta traçar um caminho e percorrê-lo às cegas, para isso existem algumas ferramentas clássicas que auxiliam na construção.

MATRIZ SWOT

Após a definição ou revisão da ideologia (missão, visão e valores), o primeiro passo é conhecer o ambiente da organização, o que se quer alcançar como resultado e quais são os desafios a serem vencidos. Nessa fase inicial do planejamento estratégico é muito comum usar duas ferramentas clássicas: a Matriz SWOT e as 5 Forças de Porter.

Também conhecida como Matriz FOFA, a Matriz SWOT foi desenvolvida entre as décadas de 1960 e 1970. Muito embora diversos autores credenciem a SWOT aos trabalhos do pesquisador Albert Humphrey, da Universidade de Stanford, diversos outros pensadores contribuíram para o formato atual da matriz como, por exemplo, os professores George Albert Smith Jr. e C. Roland Christensen[2], da Unidade de Políticas da Harvard Business School.

Créditos à parte, a Matriz SWOT é uma ferramenta gerencial voltada para analisar aspectos internos e externos de um negócio. A expressão SWOT é formada pelas palavras em inglês: *Strengths* (forças), *Weaknesses* (fraquezas), *Opportunities* (oportunidades), *Threats* (ameaças).

Segundo a metodologia de aplicação da matriz, forças e fraquezas referem-se ao ambiente interno, e oportunidades e ameaças, ao ambiente externo da organização.

---

[2] Disponível em: https://www.fm2s.com.br/swot-origens/. Consultado em 04/03/2022.

Strengths (forças)

Aqui os gestores de uma organização de Saúde devem listar todas as forças da organização. Por exemplo:

- Situação financeira.
- Aspectos e fatores funcionais.
- Cultura organizacional.
- Grau de maturidade.
- Equipe de gestão.
- Equipes técnicas.
- Equipes de apoio.
- Capacidade gerencial.
- Sinergia empresarial.

Weaknesses (fraquezas)

Agora entra o outro lado da moeda. Qualquer negócio tem suas fraquezas e pontos que podem e precisam ser otimizados e melhorados. Conhecer profundamente cada fragilidade permite que a gestão possa se preparar melhor para possíveis adaptações e mudanças de trajeto. Afinal, existem diversas formas de alcançar os objetivos. Tudo depende do cenário e como ajustar os pontos de força e fraqueza para permitir o desenvolvimento do negócio.

Opportunities (oportunidades)

Após avaliar bem a estrutura interna da instituição, suas forças e fraquezas, o próximo passo é olhar para fora. Ou seja, o que o mercado pode oferecer para permitir o sucesso da organização. Os fatores externos incluem condições políticas e econômicas, mudança no comportamento de consumo dos clientes e até mesmo novas tecnologias que podem beneficiar o gerenciamento da organização, gerando mais valor e garantindo a sustentabilidade.

Neste ponto deve-se levantar e listar todas as possíveis oportunidades que o mercado e o ambiente possam oferecer à organização.

Threats (ameaças)

Ainda com a visão para o lado de fora, as ameaças constituem tudo o que pode gerar desafios e até impedimentos para o andamento do negócio. É preciso que os gestores tenham a visão clara de que, por mais importante e equilibrado que o negócio esteja, ele não está imune às variações e intercorrências do mercado e da vida em sociedade. Em um mundo de transformações, tudo acontece de forma muito veloz e o que era impensável ontem pode tornar-se uma realidade para o hospital em questão de dias (para não dizer horas).

AS CINCO FORÇAS DE PORTER

Outra importante ferramenta gerencial no processo de conhecimento da instituição são as 5 Forças de Porter, metodologia apresentada pela primeira vez em 1979 no artigo "Como as forças competitivas dão forma à estratégia"[3]. Ali, o professor da Harvard Business School, Michael Porter, apresentou um modelo para avaliar a competitividade de uma indústria. A metodologia, porém, pode ser adaptada para qualquer setor, como a Saúde.

De forma simplificada, as 5 Forças de Porter podem ser assim expressadas:

1. Rivalidade entre os concorrentes.
2. Poder de negociação dos fornecedores.
3. Poder de negociação dos clientes.
4. Ameaça de produtos substitutos.
5. Ameaça de entrada de novos concorrentes.

A dinâmica para cada força muda conforme o ambiente no qual a organização está inserida e a depender de seu segmento de atuação. Assim, é preciso ter em mente que tanto para a Matriz SWOT quanto para as 5 Forças de Porter o peso de cada sentença se altera conforme as variações internas, socioeconômicas, políticas e o surgimento de imprevisibilidades, como foi o caso, em um passado recente, da crise provocada pela pandemia da Covid-19.

---

[3] Disponível em: https://www.fm2s.com.br/o-que-sao-cinco-forcas-de-porter-como-utiliza-las/#:~:text=Como%20surgiu%20as%20Cinco%20For%C3%A7as,importantes%20ferramentas%20de%20estrat%C3%A9gia%20empresarial. Consultado em 04/03/2022.

■ PLANEJAMENTOS TÁTICO E OPERACIONAL

O planejamento estratégico representa um norte, ou seja, como a organização quer se posicionar no mercado e sociedade e quais os objetivos almejados, além do caminho para alcançá-los. E para que isso aconteça, é fundamental desdobrar as ações por meio dos planejamentos tático e operacional.

Dentro do planejamento tático, os projetos são voltados para a alocação dos recursos necessários e fundamentais para que cada área possa atingir suas metas e parcelas do objetivo empresarial. Portanto, trata-se do nível intermediário do planejamento, que será distribuído por áreas, diretorias, coordenações e lideranças.

Em seguida, é preciso estabelecer os processos que vão permitir a execução das ações voltadas para alcançar os objetivos planejados. Para cada rotina é fundamental criar um fluxo (processos). Todo o desdobramento deve levar em consideração a atuação individual das áreas e suas particularidades. Esse é o planejamento operacional.

PESSOAS E RESULTADOS

Planejamento estratégico elaborado e documentado. Processos definidos e desdobramento ativo entre planos táticos e operacionais. Até aqui, tudo bem. Mas o dever de casa ainda está incompleto. Para que os resultados sejam alcançados, é fundamental traduzir o planejamento estratégico para as pessoas de todos os níveis do negócio. E não é só isso. Diretores, gerentes e coordenadores precisam não apenas conhecer suas responsabilidades: eles também devem ser treinados para executar as tarefas e gerenciar equipes e recursos.

O mesmo vale para as lideranças e demais pessoas que compõem as equipes. Ainda que um colaborador seja extremamente bem qualificado em sua profissão, o que acontece muitas vezes é que falta o DOM: Disciplina, Organização e Método. O sucesso na execução do planejamento estratégico depende do quão responsável e comprometida está cada pessoa que atua na organização. Além disso, não basta saber o que fazer para alcançar as metas. É necessário estrutura e ferramentas para que o trabalho seja levado adiante.

TRANSFORMAÇÕES E MATURIDADE DE GESTÃO **37**

Por mais que o planejamento estratégico tenha sido bem elaborado, outro fator preponderante é sua flexibilidade. Afinal, o mundo passa por transformações muito aceleradas e que não é razoável pensar que o mundo ficará imutável por muitos anos. A mudança de cenário pode acontecer em questão de semanas.

É preciso estar preparado para mudar o rumo, o caminho, e não necessariamente os objetivos, à primeira vista. Independente de qual caminho escolher, é crucial ter estratégia para manter a casa em ordem e funcionando.

Ou seja, é preciso fazer gestão. E que fazer gestão seja uma cultura disseminada em todos os níveis e hierarquias do negócio.

BENCHMARKING

O *benchmarking* é uma análise e interpretação sobre as estratégias e práticas utilizadas por outras empresas de um mesmo setor ou não. Compreenda: o conceito está muito longe da cópia e plágio de produtos, serviços ou posicionamento. Aqui é fundamental conhecer os concorrentes, identificar seus pontos fortes, fraquezas, quais fatores que colocam sua organização à frente desses *players* e como eles podem superar seu negócio.

Benchmark significa "referência", em tradução do inglês. Por isso, o olhar estratégico para a concorrência visa captar as experiências de sucesso e entender aquelas que não renderam respostas positivas. Fazer *benchmarking* requer interpretar o mercado com base na atuação dos concorrentes, coletar informações e transformar tudo em dados que podem ser usados pela gestão para direcionar o negócio ou ajustar pontos do planejamento estratégico.

Existem outras ferramentas de gestão que podem auxiliar na análise de cenários externos. A exemplo das capacidades da Matriz SWOT e 5 Forças de Porter, a Análise Pestel[4] requer um pensamento analítico sobre as tendências que podem acontecer em todo o contexto externo tanto da organização, quanto do ambiente socioeconômico em geral. O acrônimo Pestel é formado pelas palavras:

- Político.
- Econômico.

---

[4] Disponível em: https://rockcontent.com/br/blog/analise-pest/. Consultado em 08/03/2022.

- Social.
- Tecnológico.
- Ecológico.
- Legais.

Em cada um desses ambientes, o gestor deve atualizar-se constantemente sobre as movimentações e ter um olhar crítico a respeito do que pode impactar no próprio negócio. Pela Análise Pestel também é possível vislumbrar oportunidades, ambientes e caminhos pouco explorados, permitindo que os gestores possam ter ideias inovadoras e desenvolver a organização dentro de um novo nicho ou modelo de atuação.

Manter-se atento sobre o que pode acontecer dentro e fora da instituição é tarefa básica na gestão. As informações e dados colhidos pouco servirão se os gestores não estiverem prontos para tomar decisões suportadas por estratégias e adaptar todo o planejamento às transformações do mercado.

O mercado está se transformando em uma velocidade muito grande, e com certeza você tem ouvido muito essa retórica. Afinal, grandes conglomerados estão se formando, o setor está em uma fase avançada de consolidação e a cada dia surgem novos produtos, serviços, modelos de negócio e, o principal, as novas tecnologias estão por trás de toda essa movimentação.

A análise de cenários também demanda que os gestores saiam da zona de conforto e estejam em constante atenção sobre o que pode vir acontecer e impactar os negócios. É uma ferramenta que exige do planejamento estratégico uma avaliação contínua, ou seja, o tempo para conquistar as metas, objetivos e resultados deve conviver com análises e avaliações para prever mudanças nos planos e orientar o negócio para novos caminhos.

Se a gestão ficar presa no plano anterior, no passado, o negócio pode enfrentar grandes dificuldades, ou mesmo sofrer consequências que demandam muito mais esforço, energia e investimento para retomar a estabilidade.

O mundo está em transformação acelerada. O poder de adaptação tem que responder na mesma velocidade das mudanças. E ter estratégias para que isso aconteça de forma segura pode ser um diferencial na Saúde.

■ GESTÃO DE PESSOAS

O TRABALHO MUDOU:
OS NOVOS PARADIGMAS DO TRABALHO

Trabalho remoto (*home office*), presencial ou híbrido. Seja qual for o modelo adotado pela organização, as pessoas ainda estão em profundo momento de transformação cultural. O fato é que, enquanto este conteúdo é lido, as relações entre equipes e gestores, instituições e clientes, estão se moldando aos novos paradigmas que impactam toda a cadeia produtiva. Diante disso, o gestor deve ser capaz de enxergar seus colaboradores por um prisma ainda mais complexo.

Para gerir o trabalho é preciso unir a perspicácia de uma liderança moderna, processos sólidos, tecnologias inovadoras e o fundamental: empoderamento e motivação das pessoas. Por isso, toda a mudança deve acontecer primeiramente no gestor e líder. Isso se faz necessário para que ele mesmo seja o exemplo e, dessa forma, consiga auxiliar os colaboradores a transpor os desafios das transformações recentes. O resultado dessa colaboração é refletido em aspirações compartilhadas e em um ambiente corporativo equilibrado e dinâmico.

EMPODERAMENTO DAS PESSOAS É
PALAVRA DE ORDEM

Empoderar o colaborador vai além de conferir mais autonomia e responsabilidades. A inovação na Saúde deve ser uma constante. Dessa forma, o gestor deve estimular seus colaboradores a apresentar frequentemente novas abordagens para a operação do negócio. Afinal, quem está imerso nas rotinas tem uma visão prática de como os serviços e produtos são gerados e entregues aos clientes.

Cada ator dentro da engrenagem operacional pode pensar, portanto, como usuário e consumidor da organização. Para isso, os profissionais devem ser integrados com parte da tomada de decisão e se sentir empoderados o suficiente para propor ideias que possam potencializar estratégias, como, por exemplo:

• Melhoria no acesso do cliente aos serviços e produtos.

- Menos tempo para a execução de rotinas.
- Ferramentas digitais que facilitam o trabalho e o relacionamento interno.
- O posicionamento da organização: como a instituição pode melhorar a comunicação com as novas gerações de consumidores.

O PODER DA ESCOLHA

Dentro dos novos paradigmas do trabalho na Saúde está a formalização de uma atuação operacional que melhor se enquadra nas necessidades da instituição e perfil de cada pessoa da equipe. Afinal, o trabalho remoto ou *home office* dividiu boa parte dos times dentro de algumas organizações. Existem aqueles que encontraram no mundo digital a segurança e praticidade que permitem maior qualidade nas entregas e atenção às metas e aos objetivos da instituição. Por outro lado, outra parcela dos colaboradores ainda preferem o modelo presencial. Entra no cálculo os colaboradores que sentem no meio termo (modelo híbrido) maior dinâmica para o trabalho.

Compreender esses perfis permite que o gestor elabore o modelo mais adequado para os times que gerencia. Para tanto, é preciso permitir que as pessoas escolham a forma de trabalho que atenda tanto aos próprios anseios quanto às necessidades da organização. O empoderamento e o poder de escolha exigem do gestor a habilidade de repensar a estrutura operacional, ou seja, os processos.

EFICIÊNCIA E GESTÃO REMOTA EXIGEM PROCESSOS SÓLIDOS

Dentro dos novos paradigmas do trabalho e busca de eficiência na Saúde, criar processos sólidos é fundamental para manter a gestão equilibrada e permitir melhor adaptação das equipes aos diferentes modelos de atuação. Não é só isso. Essa é uma habilidade que amplia a capacidade de elaborar estratégias de adaptação imediata. Assim, para ter processos sólidos é fundamental seguir alguns passos:

- **Mapear** – o mapeamento dos processos é uma técnica que dificilmente ficará ultrapassada. Afinal, é preciso estar íntimo de como as rotinas são conduzidas de ponta a ponta. Trata-se de ter uma visão holística de toda a operação e seus detalhes.

- **Descentralização da gestão** – essa etapa é fundamental para o empoderamento e maior participação das pessoas no processo de decisão.

- **Definição de metas** – elas são importantes para garantir a estratégia do negócio. Quando compartilhadas, as metas também auxiliam os colaboradores na adoção do modelo de trabalho.

- **Resultados** – devem ser acompanhados, metrificados com base nas metas e, principalmente, compartilhados com as equipes. Isso retorna em maior engajamento com as metas e a identificação da atuação individual com o resultado final de cada rotina.

MOTIVAÇÃO

O equilíbrio é a base para a gestão eficiente de equipes quando o assunto é trabalho. O gestor deve estar presente no dia a dia de seus colaboradores. É fundamental apresentar, treinar e motivar as pessoas para o uso de tecnologias, compartilhamento de conhecimentos, projetos, documentos e resultados. Contudo, é preciso ter cuidado com a interrupção das rotinas com excesso de reuniões e mensagens diretas, para isso é possível criar cronogramas de entregas e avaliações individuais e em grupo.

Para aproximar e melhorar a integração entre times, o gestor pode avaliar a possibilidade de aplicar dinâmicas presenciais ou oferecer mesmo espaços físicos a serem compartilhados periodicamente. Uma comunicação clara é a base que permite ao gestor tomar as decisões mais assertivas para a gestão do trabalho e dos times diante dos novos paradigmas que desafiam a Saúde constantemente.

No contexto corporativo, o empoderamento (ou *empowerment*, do inglês) refere-se a um modelo de gestão de pessoas no qual elas têm maior poder de decisão e autonomia dentro da instituição. Envolve uma mudança significativa do *mindset*, tanto das lideranças, quanto das equipes no tocante à execução das rotinas e análise dos processos. Nesse ponto de vista, a cultura organizacional deve considerar o nível de maturidade profissional individual de cada membro da equipe, fornecer infraestrutura, dados e o ambiente de trabalho necessários para a tomada de decisão mais assertiva.

Quando o empoderamento das pessoas é fortalecido de maneira estratégica, obtêm-se resultados com maior eficiência e o clima organizacional sofre uma mudança drasticamente positiva. Afinal, pessoas mais confiantes, orientadas e respaldadas por uma liderança fortalecida tomam atitudes voltadas para reduzir o tempo e aumentar a qualidade das entregas. Outro valor que fomenta essas atitudes é o desejo de crescer juntamente com a organização.

Os valores do empoderamento podem ser agrupados em quatro pilares estratégicos: Liderança, Motivação Genuína, Desenvolvimento de Pessoas e Poder.

Liderança

Liderar não é um cargo. Trata-se muito mais de um direito que as pessoas concedem a um indivíduo dentro da organização, chefiar é um cargo. Ou seja, o bom líder não é apenas o profissional que assume tal posto. Ele age para que as pessoas permitam ser lideradas e se sintam à vontade para tomar atitudes em prol do sucesso de toda a equipe e, por consequência, da organização.

- No desenvolvimento do empoderamento, o líder deve:
- Contribuir com o compartilhamento dos princípios e objetivos da organização.
- Entender o perfil de cada liderado para promover uma comunicação clara e eficaz.
- Compreender que cada pessoa tem seus próprios objetivos e abrir caminho para que elas conquistem suas metas pessoais alinhadas às metas da organização.
- Liderar pelo exemplo.
- Atuar de maneira transparente, compartilhando dados e informações da operação para que cada membro da equipe tenha uma ideia clara do que é preciso para reduzir custos, tempo, desperdícios, ampliar a qualidade das entregas e agregar valor aos resultados finais.

Assim, o líder não só conquista a confiança das pessoas. Elas próprias sentem-se mais confiantes para atuarem de forma autônoma.

Motivação genuína

Motivar é uma das estratégias fundamentais para conceder empoderamento para os colaboradores. Então, se é uma estratégia, não pode ser encarada como um valor meramente filosófico. Para motivar as pessoas a entregarem o máximo de suas habilidades, é preciso apresentar um terreno fértil e que permita atitudes inovadoras. Os propósitos e objetivos da organização devem ser compartilhados de forma clara com todos os times. O envolvimento é ampliado ao mesclar os objetivos organizacionais com as pretensões e projeções de cada membro dos times.

Para isso, é preciso abandonar o modelo ODS (Organizar, Delegar e Supervisionar) de gerenciar equipes. Não se trata de abandonar as estruturas organizacionais e eliminar obrigações, prazos e comprometimentos. Trata-se de aproximar as pessoas para os objetivos levando em consideração a atuação de cada área para a obtenção dos resultados. As pessoas devem ser motivadas a contribuir com o sucesso geral da organização. E, para tanto, é importante que elas saibam a importância de seu papel e como podem contribuir também para seu próprio desenvolvimento.

Os acertos e as novas ideias são incentivados e até premiados. Os erros, quando acontecem, são transformados em exemplos e aprendizado para a melhoria conjunta do time.

Desenvolvimento de pessoas

Esse pilar está relacionado ao que a organização pode oferecer para que as pessoas se desenvolvam e atuem de forma autônoma e com responsabilidade. Novamente entram aqui os anseios particulares dos indivíduos associados com os objetivos da instituição. Treinamentos e capacitações constantes permitem que a operação das rotinas ganhe eficiência. Os colaboradores, por sua vez, encontram nessa estratégia trilhos para desenvolver novas habilidades, encontrar áreas de atuação mais complexas e evoluir suas carreiras. É uma troca com ganhos mútuos.

Poder

Todos os pilares do empoderamento devem atuar de forma coordenada para permitir o empoderamento das pessoas. Com liderança, incentivos motivacionais e oportunidades de desenvolvimento profissional os times encontram dentro da organização um ambiente acolhedor de atitudes inovadoras. O poder e a autoridade são concedidos de forma natural. A autoconfiança cresce à medida que as pessoas se percebem importantes para o resultado final.

O empoderamento acontece individualmente. Porém, seus benefícios, bem como a sinergia que ele gera, pode ser percebida por todo o coletivo. Para a gestão, além de otimizar a produtividade e instigar a criatividade, o empoderamento das pessoas também permite a descoberta e a retenção de talentos, contribuindo sobremaneira para a continuidade do negócio.

INVESTIR NAS PESSOAS, SEMPRE!

A Saúde é feita por pessoas e para pessoas. Por isso, investir nos recursos humanos é uma forma de buscar a evolução contínua do negócio. Novos olhares surgem diariamente nos profissionais que lidam nos mais diversos níveis da operação. São eles que lidam com as carências e necessidades dos clientes. São os colaboradores que podem identificar falhas em processos e os consequentes desperdícios. As transformações no setor não param. O novo e atual podem se tornar obsoletos em questão de dias e investir na qualificação e capacitação continuada da equipe é um caminho para se manter relevante em um mundo em transformação.

▪ GESTÃO DE PROCESSOS

PROCESSOS, PROCESSOS, PROCESSOS, A REGRA DO JOGO NA OPERAÇÃO

Os processos de negócios são constituídos por um conjunto de atividades e rotinas direcionadas para entregar um produto, serviço ou valor para os clientes (internos e externos). Eles são a base do funcionamento de todas as áreas dentro de uma organização. Por isso, devem ser gerenciados de forma sincronizada, ou seja, para que a operação aconteça de forma fluida, cada processo deve ser executado tendo em vista as rotinas e ações dos processos adjacentes, formando uma conexão uníssona.

Para atender às transformações correntes, as organizações precisam adaptar e revisar continuamente seus processos. As pessoas devem estar em constante evolução, a fim de compreenderem as mudanças e usarem da melhor forma as tecnologias implantadas. Lideranças devem ser facilitadoras nestas fases e enxergar os processos de forma holística. Dessa forma, a entrega de um processo deve ser satisfatória o suficiente para a continuidade do processo seguinte.

EVOLUÇÃO

Historicamente, a concorrência e as transformações socioeconômicas impeliram as empresas para uma preocupação constante: melhorar a produtividade e aumentar os resultados. Para tanto, era preciso entregar aos clientes produtos que eles desejavam, na hora certa, preço justo e com otimização de recursos e sem desperdícios durante a produção. Esse foi o pensamento que orientou as empresas durante as Revoluções Industriais. Desde então, diversos conceitos foram agrupados no desenvolvimento dos processos de negócios.

Ainda naquele período, a gestão das indústrias começou a ganhar contornos metodológicos com o surgimento do Taylorismo. Essa prática organizacional, criada nos Estados Unidos pelo engenheiro mecânico Frederick Taylor, em 1911[5], tem como base otimizar as rotinas de uma empresa por meio da organização e divisão do trabalho. É importante salientar que, dentro do universo da Saúde, em todas as etapas evolutivas dos processos, as pessoas são a chave para que os resultados aconteçam – a tecnologia sempre esteve como coadjuvante, otimizando as ações e responsabilidades dos colaboradores.

No mesmo momento histórico, a operação das indústrias é otimizada pelo surgimento do Fordismo, conceito elaborado por Henry Ford. Dentro do pensamento de entregar produtos com redução de custos e desperdícios, o Fordismo ficou conhecido pela produção em massa, com linhas de montagem organizadas de forma que cada time ou funcionário era responsável por uma parte da linha produtiva. As vendas foram alavancadas pelo grande número de produtos entregues, com o menor custo e tempo possíveis.

---

[5]Disponível em: https://mundoeducacao.uol.com.br/geografia/taylorismo.htm. Consultado em 03/03/2022.

No pós-Segunda Guerra Mundial, a indústria japonesa Toyota ficou famosa pela filosofia "completa eliminação de todos os desperdícios"[6]. Os pensadores desse conceito foram Eiji Toyoda e Taiichi Ohno. Aqui, ao contrário da produção em massa, as entregas são feitas por demanda e no tempo certo (*just in-time*) e com rigoroso sistema de controle de qualidade. Para tanto, as pessoas eram qualificadas e treinadas para atuar em diferentes etapas dos processos de produção. Além disso, a flexibilização da mecanização permitia que as indústrias tivessem o mínimo de estoque, facilitando a gestão e otimizando a operação.

O desenvolvimento dos processos segue a latente necessidade de garantir sustentabilidade aos negócios, em um ambiente de concorrência acirrada e consequente necessidade de inovação. É assim, portanto, que outros conceitos foram surgindo, como o *Lean Manufacturing*, *Six Sigma* e o *Business Process Management* (BPM, ou gestão de processos de negócios, traduzido do inglês), com enfoque ordenado da gestão e forte auxílio das novas tecnologias.

GESTÃO POR PROCESSOS

Quando se fala em processos, é importante diferenciar conceitos como gestão por processos e gestão de processos. O primeiro refere-se ao negócio no qual a operação é toda baseada em processos que se somam organicamente para entregar um produto, valor ou serviço. Ao contrário do empirismo, na gestão por processos o gestor deve compreender quais as etapas importantes para a conclusão eficaz de um projeto, os insumos e ativos necessários para tanto, por exemplo:

- Objetivos: o primeiro passo dentro da gestão por processos é compreender os objetivos e metas a serem alcançados.
- Análise e definição dos processos: a etapa seguinte é elencar as etapas importantes para a entrega do resultado esperado ou meta a ser atingida. O gestor deve ter uma visão clara sobre quais são os fluxos de trabalho preponderantes e quais os desafios que devem ser avançados.

---

[6] Disponível em: https://www.significados.com.br/toyotismo/#:~:text=Toyotismo%20%C3% A9%20um%20modelo%20de,desperd%C3%ADcios%20ao%20longo%20do%20 processo.&text=Quando%20abordado%20em%20concursos%20p%C3%BAblicos,de%20 sociologia%20ou%20de%20hist%C3%B3ria. Consultado em 03/03/2022.

- Equipes e estratégias: aqui é preciso definir os times responsáveis por cada processo e delegar as atividades. Para isso, é importante ter uma estratégia clara, de acordo com cada meta e objetivo estipulado.

GESTÃO DE PROCESSOS

Gestão de processos ou gerenciamento de processos de negócios é definido como uma série de ações administrativas voltadas para acompanhar, medir, analisar e gerenciar as rotinas. O objetivo é otimizar continuamente os processos, reduzindo tempo, desperdícios e encontrando novas formas de entregar valor e atingir os objetivos traçados pela organização.

GESTÃO POR PROCESSOS NA SAÚDE

Dentro das organizações de Saúde, principalmente os hospitais, a adoção de metodologias de gerenciamento dos processos para otimizar a operação demorou mais para ter aderência pela gestão, em comparação ao que acontecia em outras indústrias. Pelo caráter assistencialista, com foco no restabelecimento da saúde dos indivíduos, as instituições não pensavam em compreender as pessoas como clientes e suas necessidades como demandas do mercado. Porém, diversos fatores contribuíram para a mudança do *mindset* que vem acontecendo no mercado.

Novas tecnologias permitiram a universalização das informações, ampliando a capacidade de escolha e tomada de decisão das pessoas. A relação custo-benefício e serviços que entregam bem-estar se tornaram prioridades. Em vista disso, a concorrência tem-se tornado mais forte nas últimas décadas com a chegada de negócios inovadores e com valores que satisfazem os usuários, como as *startups* e novos modelos de negócios, por exemplo.

A empresarialização da Saúde faz com que as organizações necessitem de processos otimizados, com rotinas e atividade executadas por pessoas capacitadas e engajadas, tecnologia favorável à otimização e redução de custos, tudo isso para fornecer uma operação sustentável e favorável aos propósitos e cumprimento da missão da organização.

Ou seja, os processos são a base de tudo, a regra do jogo.

A HORA DE BUSCAR AGILIDADE NOS PROCESSOS

Processos ágeis são uma boa forma de responder à alta competitividade nos negócios em Saúde. Para a gestão, os resultados da agilidade e a eficiência nos processos podem ser o aumento da produtividade, redução de custos, desperdícios e mais tempo para inovar e tomar decisões. Acelerar rotinas, contudo, é uma questão que envolve diversos fatores. Muitos gestores na Saúde tiveram experiências pouco satisfatórias ao investir recursos apenas em uma variante, por exemplo, tecnologia. É preciso avaliar cenários e compreender quais os desafios e impedimentos relacionados a cada processo.

Tornar os processos mais ágeis também não significa apenas eliminar atividades ou postos de trabalho. Ao longo dos anos, profissionais à frente de diversas indústrias perceberam que é possível otimizar a operação mexendo algumas peças dentro do negócio. Claro, quando a tecnologia é bem aplicada, principalmente na automação de rotinas, melhorias significativas são percebidas nos resultados. Contudo, habilidades técnicas e administrativas podem ser aplicadas a fim de preparar a casa para uma transformação mais profunda na condução dos processos.

Um exemplo disso foi descrito por Michael Hammer, conhecido como o pai da reengenharia e professor do Instituto Tecnológico de Massachusetts, Estados Unidos. O pesquisador estudou a situação de uma seguradora de veículos, na qual sustentava uma demora de 7 a 10 dias para solucionar a demanda de um cliente – contando do primeiro contato até a avaliação final do problema. O *case* é descrito no artigo "O que é Gestão de Processos de Negócios"[7] e demonstra o principal resultado da companhia de seguros ao agilizar o processo: a satisfação do cliente.

De acordo com Hammer, a companhia de seguros percebeu o quanto a demora no atendimento da demanda afetava a saúde do negócio. Ao contrário de cortar despesas, realocar ou demitir funcionários, um novo processo foi criado para substituir as rotinas já viciadas. Um canal direto

---

[7] Disponível em: https://www.significados.com.br/toyotismo/#:~:text=Toyotismo%20%C3%A9%20um%20modelo%20de,desperd%C3%ADcios%20ao%20longo%20do%20processo.&text=Quando%20abordado%20em%20concursos%20p%C3%BAblicos,de%20sociologia%20ou%20de%20hist%C3%B3ria. Consultado em 27/01/2021.

com os peritos foi criado via telefone (0800), pelo qual o especialista contatado assumia a responsabilidade pelo caso e encaminhava uma equipe para avaliar a situação descrita pelo cliente.

Esse novo processo era bem mais conveniente para os clientes e menos oneroso para a empresa e foi fundamental para aumentar a receita da empresa em 130%, elevando em apenas 5% o número de funcionários, descreveu Hammer em seu artigo.

É preciso notar que não bastou apenas a adoção de um recurso tecnológico (o canal via 0800). As pessoas tiveram que passar por treinamento e mudança de cultura para que, de fato, o novo processo funcionasse e refletisse em bons resultados para a companhia.

Estratégia e otimização de processos

Para implantar uma estratégia que confere agilidade aos processos, é preciso conhecê-los e compreender suas interconexões. Assim, o mapeamento das rotinas permite que o gestor se torne mais íntimo da operação, conhecendo os pontos de lentidão ou interrupção dos processos. Quanto mais capilar for essa avaliação, mais informações o gestor terá para tomar decisões e remodelar o processo.

DESEMPENHO DOS PROCESSOS

Na avaliação dos processos de uma empresa, os resultados são fundamentais para saber onde implementar melhorias. É possível usar métricas de acompanhamento, como indicadores de produtividade e qualidade e, assim, perceber em quais pontos os processos podem ser otimizados. Novamente, é importante que o gestor veja o negócio como um todo, funcionando de forma orgânica e completa.

Também é fundamental que a avaliação de desempenho dos processos seja compartilhada com os times. Nesse ponto, as pessoas podem apontar quais são as falhas e atividades que devem ser repensadas, levando em consideração a operação como um todo.

Fuja do papel

Processos no papel? Esse é um forte indicador de lentidão na operação de um negócio. Só que, muitas vezes, mudar esse cenário exige habilidades de liderança e treinamentos constantes. Afinal, quando uma pessoa está habituada com um modelo de trabalho, mesmo que ele seja pernicioso para o fluxo integral, mudar essa cultura tem seus desafios. Por isso, antes de alterar toda a dinâmica processual, é fundamental reunir os responsáveis pelas áreas e fornecer suporte e capacitação para a transformação que irá decorrer.

Automação

Outra forma de agilizar os processos é automatizar rotinas e tarefas. Preenchimento de formulários, registro de informações e dados monótonos, por exemplo, podem ser executados por ferramentas de gestão. O objetivo principal desses *softwares* é permitir que atividades rotineiras, que devem ser feitas da mesma forma periodicamente, sejam automatizadas, permitindo que os colaboradores tenham mais tempo para se dedicarem a desafios mais complexos ou que podem surgir ao longo da jornada de trabalho.

Com os processos mais ágeis o empreendimento ganha benefícios como redução de desperdícios e tempo. Com as rotinas otimizadas e parte delas delegada à automação, as pessoas conseguem perceber com mais clareza toda a movimentação operacional, conhecem suas responsabilidades e importância para o funcionamento mais harmônico.

Para o gestor, a reformulação dos processos fornece meios de repensar a estrutura e até mesmo inovar, encontrando brechas na operação que refletem em novos modelos de atender às demandas e ofertar novos serviços e produtos.

EFICIÊNCIA, O COMEÇO DA LINHA PARA A MODERNIDADE

Como você avalia as entregas de cada processo que acontece na sua organização? À medida que os processos vão acontecendo, incêndios e intercorrências surgem e no fim do dia, após uma labuta imensa para tentar manter a ordem no negócio, os resultados surgem. Mas você ainda sente que é possível mudar alguma coisa, melhorar uma atividade ou mesmo trocar equipes a fim de que tantos problemas cotidianos possam ser reduzidos.

Esse incômodo pode significar que você está em busca de eficiência na condução dos processos de sua instituição. A questão é que, muitas vezes, profissionais se perdem entre tantos conceitos e nomenclaturas da administração moderna que fornecem subsídios para uma gestão equilibrada e segura. Eficiência e eficácia são dois bons exemplos disso. Afinal, o próprio Peter Drucker, considerado o Pai da Administração, decidiu por bem definir estes dois termos[8]:

A eficiência consiste em fazer certo as coisas: geralmente está ligada ao nível operacional, como realizar as operações com menos recursos – menos tempo, menor orçamento, menos pessoas, menos matéria-prima etc...

Já a eficácia consiste em fazer as coisas certas: geralmente está relacionada ao nível gerencial, estratégia.

Levando esses pensamentos para dentro dos processos, a gestão deve ser capaz de otimizar a forma como as atividades e rotinas são executadas, auxiliando as pessoas a enxergarem a importância de cada etapa para a alcançar os resultados. Dentro de uma organização de Saúde, devido à complexidade intrínseca do setor, o efeito cascata de processos lentos e ineficientes pode abalar toda a estrutura do negócio, podendo, inclusive, comprometer, além do resultado, a segurança do paciente.

Conquistar eficiência na execução dos processos exige um conjunto de ações sistêmicas e analíticas. Portanto, é importante considerar algumas etapas fundamentais para tornar os processos eficientes. Por exemplo:

Mapeamento

Mapear os processos, ou seja, desmembrar e descrever cada atividade de forma encadeada é uma técnica que muito provavelmente nunca ficará obsoleta. Afinal, a operação de um negócio está sujeita às transformações socioeconômicas, chegada de novas tecnologias, mudança no comportamento de colaboradores e, principalmente, dos clientes. Para que o empreendimento se mantenha equilibrado e competitivo, adaptações devem ser feitas na base da operação para manter a qualidade e eficiência do fluxo de entrega. E os processos são a base da operação.

---

[8] Disponível em: https://www.esamc.br/noticia/Entenda-a-diferenca-entre-Eficiencia-e-Eficacia-de-uma-vez-por-todas/. Consultado em 07/01/2022.

É na fase de mapeamento que o gestor colhe informações importantes sobre a saúde do negócio e, consequentemente, para a tomada de decisões. Com essa técnica, é possível conquistar benefícios como:

- Identificar gargalos.
- Analisar e gerir recursos.
- Estimar custos.
- Delegar funções ou executar realocação dos responsáveis por cada tarefa.
- Quantificar e acompanhar o desempenho.

O objetivo é aumentar a eficiência dos processos, certo? Então, o gestor precisa ter uma visão clara do que acontece em cada fluxo. Por isso o mapeamento é uma estratégia documental, ou seja, é preciso detalhar cada tarefa e suas interligações. Para tanto, existem diversas ferramentas e técnicas como fluxogramas e a Modelagem e Notação de Processos de Negócios[9] (ou BPMN, sigla em inglês para *Business Process Model and Notation*).

Definido o método de detalhamento, é importante que o documento tenha informações estratégicas, como, por exemplo:

- Objetivo de cada etapa.
- Limites: *inputs* e *outputs*.
- Regras de cada processo.
- Responsáveis: líderes, coordenadores.
- Participantes: são as pessoas que executam, ou seja, as equipes envolvidas nas atividades.
- *Stakeholders*: as partes interessadas.
- Recursos e insumos utilizados.
- Resultados esperados.
- Resultados que são de fato entregues.
- Desafios e dificultados.
- E os riscos envolvidos.

Os processos são como um trilho, um caminho para levar a organização a realizar suas entregas, um lugar, um patamar de evolução empre-

---

[9]Disponível em: https://www.portalgessaude.com.br/bpmn-o-passo-a-passo-para-otimizar-as-rotinas/. Consultado em: 07/01/2022.

sarial. Sendo assim, cada passo não pode ser dado de forma míope. O andamento das atividades deve ser orientado por metas, a serem cumpridas em prazos definidos: diária, semanal e mensalmente. Somente assim o gestor tem condições de analisar e quantificar a eficácia de um processo, sempre olhado para o negócio, o funcionamento orgânico do empreendimento.

Se as metas não são cumpridas, ou se para atingi-las é necessário um consumo desproporcional de insumos e recursos (tempo, investimento, energia, mão de obra, entre outros fatores), representa para a gestão forte indício de necessidade de revisão e adequação de processos.

Os resultados são importantes. Mas a forma como eles são entregues tem igualmente seu valor dentro da avaliação pela gestão. Indicadores específicos devem ser implantados para apoiar o acompanhamento, a mensuração e a avaliação dos processos. E eles são fundamentais para uma tomada de decisão mais assertiva e, principalmente, orientar as pessoas envolvidas nos processos.

Os indicadores devem ser usados não apenas para gerar planilhas e relatórios. Muito menos devem ficar retidos pela gestão ou liderança. Eles devem ser estrategicamente compartilhados com as pessoas envolvidas nos processos. Assim, cada colaborador terá condições de fazer uma autoavaliação e buscar novas propostas de melhoria e aumento de eficiência na operação.

Claro, todas as etapas anteriores podem ser aceleradas e com redução de erros com o uso de plataformas, aplicativos e *softwares* de gestão. O importante é que o gestor entenda o que está acontecendo antes de implantar novas tecnologias para a automação de rotinas e até mesmo processos inteiros. A eficiência está na qualidade dos processos. Se determinado fluxo não entrega os resultados esperados, possui falhas de comunicação entre ações e equipes, pouco provável ele se tornará mais eficiente com a adoção de uma tecnologia para automação.

À medida que a casa vai sendo organizada, ou seja, os processos se tornam mais claros para as pessoas, que por sua vez têm autonomia baseada em informação sobre a realidade da operação (os indicadores), metas são cumpridas dentro dos prazos, desperdícios são reduzidos e os resultados aumentam. É alta a probabilidade de que esse cenário pode melhorar ainda mais com a incorporação de novas tecnologias.

Tornar os processos mais eficientes é mexer no cerne da operação. Demanda habilidades de gestão adaptadas ao cotidiano das organizações, que está em constante transformação. O equilíbrio e a sustentabilidade dependem disso.

Processos no papel? Hora de dar fim a isso, o mundo é digital

A digitalização de processos permite que a execução das rotinas e as informações por elas geradas permaneçam sempre à disposição da gestão, otimizando a tomada de decisão dos negócios. Celeridade e mais eficiência assumem o lugar da passividade para erros e lentidão de atividades elaboradas e processadas no papel – sim, ainda existem negócios que não evoluíram na transformação digital mesmo diante de suas evidentes vantagens. Do preenchimento de formulários até a prescrição de medicamentos (sem falar no prontuário do paciente), em geral qualquer processo é passível de digitalização. E se os dados forem armazenados na nuvem, tanto melhor, já que isso ocupa pouco espaço e reduz o investimento por parte do negócio para armazenar *hardware* e servidores.

Com tantas tecnologias surgindo para potencializar a gestão e o andamento dos processos, os negócios em Saúde têm muito a ganhar com a migração para o mundo digital. Só que, para isso, não basta apenas conhecer e investir em *softwares* de gestão. É preciso desenvolver a maturidade digital da sua organização. Isso significa mapear e ajustar processos, conhecer os pontos de contato com o cliente, capacitar, treinar e engajar os times antes de tornar os processos digitais. Ou seja, trata-se de importante e fundamental mudança de cultura da organização.

Acontece que, com a velocidade das transformações, nos últimos anos muitas organizações que relutavam em sair da cultura do papel se viram obrigadas a migrar para um ambiente digitalizado.

Não por menos. Quando retomamos o período da pandemia, a grande maioria das relações precisou acontecer no mundo *on-line*. Dentro das instituições, equipes das mais diversas áreas migraram para o trabalho remoto. A eficiência, a entrega de resultados e a qualidade do trabalho não poderiam decair diante de um dos maiores enfrentamentos do setor. Por isso, de uma maneira ou outra, a cultura organizacional foi marcada pela necessidade de digitalizar o mais rápido possível a operação.

Os processos, por mais simples ou complexos que possam ser, encontraram respaldo no grande poderio das ferramentas digitais. Ainda olhando para os ganhos gerados pela digitalização acelerada, cada rotina pode ser acompanhada pelas lideranças.

Enquanto no papel as pessoas despendem tempo para o preenchimento de documentos, coleta de informações e tráfego analógico de dados, a operação digitalizada dos processos, padroniza e reduz erros e retrabalho em grande parte dessas ações.

Digitalizar é diferente de automatizar

Reduzir custos, erros e retrabalho, ao passo que a qualidade das entregas e produtividade crescem exponencialmente. Tais características são comuns tanto na digitalização dos processos quanto na sua (por vezes, consequente) automação. Ainda assim, é importante compreender que digitalizar e automatizar são conceitos distintos e com estratégias de implementação igualmente diferentes. Portanto, vamos à conceituação:

Digitalizar os processos é o primeiro passo para avançar o conhecimento e a cultura digital do negócio. Tudo que é feito à mão, registrado em documentos e atas impressas e armazenados em arquivos físicos migra para o digital. O cenário aqui, pelo ponto de vista da gestão, envolve mudanças como:

1. Estabelecer critérios de análise e reformulação das rotinas levando em consideração as adaptações necessárias para o mundo digital.
   - Padronizar formulários e documentos.
   - Levantar informações quanto ao investimento e as tecnologias mais indicadas para o perfil da instituição.
   - Gestão conjunta com a TI (área de Tecnologia da Informação) quanto às plataformas e ferramentas voltadas para armazenamento, compartilhamento e, principalmente, segurança dos dados gerados em cada processo.
   - Fornecer capacitação às equipes.
   - Orientar as lideranças para auxiliar as pessoas na adaptação ao novo cenário.
2. Já automatizar os processos significa utilizar as novas tecnologias para executar as atividades e gerar respostas automáticas para de-

terminadas situações. Um exemplo clássico é a criação de um alerta de alergias e interações medicamentosas no prontuário do paciente, automatizando o processo de verificação na checagem que antes ficava restrito ao olhar e conhecimento do profissional. O cenário aqui é de uma organização em desenvolvimento da cultura digital, na qual os processos já acontecem digitais, com interfaces *on-line* e equipes adaptadas a esse modelo de execução das tarefas, servindo, inclusive, de último filtro para os processos automatizados e, consequentemente, ampliando sua segurança.

Integração com o cliente

Outro importante fator na digitalização dos processos é incorporar o cliente na cultura digital. Ou seja, quando uma organização muda processos com muitos pontos de contato com o público final, também se faz necessário ajudar essas pessoas a compreenderem o novo funcionamento.

Exemplificando: a implantação de um sistema de marcação de consultas e agendamento de exames *on-line* exige estratégias de informação e suporte remoto para os usuários que encontram dificuldades de adaptação.

Ao migrar de um ambiente ou área dentro da instituição, o paciente pode perder um documento como prescrição médica ou guia para a coleta de material para o laboratório. Com os processos digitalizados, as informações são salvas em tempo real, compartilhadas com as áreas e profissionais específicos, acelerando a jornada do paciente e reduzindo as possibilidades de um processo ser interrompido pela falta de um documento ou informação.

Vale destacar que, embora muitas organizações ainda mantenham processos executados manualmente, a migração para o digital tem como facilitador a grande acessibilidade e usabilidade proporcionadas pelas novas tecnologias. Cada vez mais as pessoas (de diferentes gerações) estão usando recursos e *softwares* de comunicação e compartilhamento de informações: redes sociais, aplicativos de entrega, compra e venda, plataformas como *WhatsApp*, por exemplo. O uso desses recursos permite que as pessoas tenham uma intimidade crescente com o mundo digital, o que facilita o processo de adaptação.

Afinal, as rotinas, atividades e tarefas vão para o mundo *on-line*, a nuvem, o digital. Mas ainda são as pessoas que vão operá-las e fazer com que tudo gere resultados e valor para o negócio.

Ao se considerar todos os benefícios envolvidos nessa transformação, vale destacar uma verdade incontestável e de grande fomento para abandonar os processos feitos e registrados manualmente, no papel: o mundo é cada vez mais digital. E isso não tem volta.

DESIGN THINKING NA ELABORAÇÃO DE PROCESSOS

Muitos profissionais ainda associam o *design thinking* (DT) com o velho hábito de colar *post-it* na parede com mensagens, lembretes ou para elaborar um fluxo de processos. Com isso, desconhecem o potencial dessa técnica simples, porém extremamente poderosa para a geração de ideias, resolução de problemas e construção de soluções que fujam ao lugar comum.

O DT é uma abordagem de pensamento criativo. Com essa técnica é possível gerar e organizar ideias, assim como soluções para os problemas enfrentados pela empresa. Além disso, trata-se de uma abordagem que possibilita a organização de ideias e desenvolvimento do pensamento crítico de forma compartilhada, utilizado para estimular a busca por conhecimento e a criação de soluções inovadoras para a solução de problemas.

A ideia por trás do DT é que o processo seja realizado de forma multidisciplinar, coletiva e colaborativa, de modo a reunir o máximo de perspectivas diferentes. O conceito veio para revolucionar a maneira de encontrar soluções inovadoras para os problemas, soluções criativas focadas nas necessidades reais do mercado e não apenas em pressuposições estatísticas.

Mas como implantar o DT na sua equipe?

O *design thinking* tem quatro etapas que são fundamentais para o sucesso da abordagem:

- Imersão.
- Ideação.
- Prototipação.
- Desenvolvimento.

Imersão

A imersão é a etapa de entendimento do "problema", é um mergulho em tudo que envolve e afeta a questão que está sendo discutida ou o problema para o qual se está buscando construir a solução. Nesta etapa é comum se utilizar de outras técnicas para a construção do entendimento, por exemplo a Matriz SWOT, *feedbacks* de clientes, pesquisas etc.

Outra característica da imersão é a visão multidisciplinar. Ela é fundamental para conseguir enxergar o problema sob as mais diversas ópticas possíveis e identificar os principais pontos que precisam ser melhorados ou as características do produto e serviço que se está buscando construir.

Ideação

Uma vez concluída a imersão, começa a etapa de ideação, que é a produção de ideias para solucionar o problema ou construção do produto ou serviço. Aqui é fundamental buscar *insights* obtidos com a utilização de técnicas de análise de dados e de experiências que aumentam as possibilidades de eficiência do processo. Depois de obter as informações, é só reunir as equipes envolvidas e adotar técnicas como o *brainstorming* que incentiva e valoriza o compartilhamento de ideias.

Prototipação

Após esse passo, é o momento de o grupo definir quais são as ideias que têm maior potencial de sucesso. Neste momento, e sempre que possível, é importante construir protótipos antes de investir na construção definitiva da solução ou produto, testar em menor escala para validar a solução.

Aqui, pode-se pensar em utilizar abordagens ágeis para a implementação das soluções como SCRUM e/ou Lean Startup, que veremos mais a frente, por meio da construção do MVP.

Desenvolvimento

Com a ideia validada por meio do protótipo é hora de desenvolver a solução, produto ou serviço. Neste momento, recomenda-se buscar uma abordagem iterativa e incremental para a construção de forma a alcançar validações intermediárias e reduzir o ciclo de entregas e o tempo de chegada do produto ao mercado.

E os *post-its*? Em verdade, os *post-its* são apenas uma das técnicas utilizadas no momento da ideação, e ficou com a imagem associada ao DT como se fosse o método. Mas, como se pode observar, o DT é muito mais que colar *post-it* na parede. É uma abordagem poderosa para a solução de problemas ou construção de produtos e serviços.

■ TECNOLOGIAS DE GESTÃO

RELEVÂNCIA: SEM TECNOLOGIA VOCÊ ESTÁ CONDENADO À IRRELEVÂNCIA

As pessoas querem tudo na palma da mão. Dos colaboradores até o cliente mais incipiente dos serviços de Saúde, essa retórica nunca esteve tão presente no relacionamento com as organizações. Isso é um fator positivo para a gestão. Afinal, a instantaneidade é mais um dos reflexos das transformações sociais, mercadológicas e que apresentam diversos desafios para gestores e instituições. Levar a operação para o mundo digital se tornou algo que há tempos deixou de ser um diferencial competitivo.

No contexto atual, as tecnologias de gestão estão mais acessíveis e otimizadas para atender os diversos perfis de negócio. Ainda assim, o gestor deve conhecer as ferramentas que melhor se enquadram no perfil da organização em que atua. Nesse sentido, a transformação interna se vê motivada pelos principais benefícios que os recursos tecnológicos proporcionam: a operação se tornar mais ágil, com maior segurança para os processos e redução no custo de execução.

Tempo

Um dos ativos mais escassos para os negócios, o tempo é outro benefício proporcionado pelas tecnologias de gestão. Novamente entram em jogo as habilidades modernas de organização e afinidade com a operação da instituição. Cabe ao gestor compreender e avaliar quais são as rotinas passíveis de automação. O jogo ganha complexidade com o ingresso da avaliação das equipes e, por vezes, um olhar individual dos colaboradores. Essas estratégias se refletem em dados fundamentais para que o gestor compreenda quais são os processos a serem automatizados e as tecnologias de gestão necessárias.

A automação de processos e atividades, contudo, requer um novo tipo de mentalidade dos colaboradores. Afinal, para que as tecnologias de gestão possam de fato refletir em eficiência e economia de tempo, elas devem ser operadas de forma correta. Assim, para qualquer novidade tecnológica, é preciso investir no treinamento das pessoas para se adaptarem ao novo cenário.

E como a Saúde é feita por pessoas, o engajamento está na base de toda a transformação digital. O lado facilitador dessa realidade é que as novas gerações possuem mais afinidade com os recursos tecnológicos. Portanto, elas podem fazer parte do processo de engajamento e orientação de equipes durante o processo de adaptação às novas tecnologias. Desenvolver um ambiente colaborativo torna o processo de adaptação mais fluido e dinâmico.

O novo logo se torna obsoleto

No mundo da inovação, a todo momento novas tecnologias de gestão são apresentadas ao mercado. Estar atualizado com o leque de possibilidades é fundamental para evitar que o negócio fique ultrapassado. Além disso, contar com suporte e apoio de profissionais reduz a possibilidade de erros na escolha da ferramenta a ser implantada. Para isso, seguir alguns passos pode potencializar os acertos, como, por exemplo:

- Contar com a visão da equipe de TI (Tecnologia da Informação).
- Buscar informação junto a parceiros e fornecedores.
- Procurar tecnologias mais flexíveis e adaptáveis.
- Ter referência para cada escolha.
- Dar prioridade para tecnologias de gestão que forneçam suporte e treinamento.

Quanto mais bem adaptada tecnologicamente for a organização, maior será a eficiência no desenvolvimento de serviços e produtos, além de expandir as possibilidades para potencializar a relação e experiência dos clientes. Assim, vale a retórica: para que as tecnologias de gestão tenham efeito sobre o negócio, é primordial uma gestão madura e baseada em estratégias sólidas para a obtenção de resultados.

Métricas e indicadores

Além de organizar a gestão e otimizar o fluxo das rotinas, a digitalização da operação aumenta a eficácia no comparativo de dados e informações sobre a realidade do negócio. É possível avaliar períodos históricos de crescimento, motivando um planejamento mais estatístico e previsível. Dessa forma, pode-se agir antes que uma turbulência seja causada pelo andamento desordenado de um processo, por exemplo.

As métricas e os indicadores ficam mais confiáveis com dados colhidos, armazenados e processados por aplicativos e *softwares* de gestão integrados à operação. Por isso, quanto maior o nível de maturidade digital de um negócio, maiores são as possibilidades de prever falhas e abrir horizontes para a inovação.

Na atual era tecnológica, outras indústrias avançaram primeiro que a Saúde no processo de digitalização. Perceberam como as pessoas (clientes e colaboradores) dependiam cada vez mais dos recursos tecnológicos e como esses recursos poderiam criar vantagens competitivas. Os dados gerados por tantos aplicativos e funcionalidades digitais se tornaram um importante ativo para os negócios. Essa é a visão que impulsiona os empreendimentos para a operação digital, com redução e eliminação de recursos analógicos, como papel e arquivos mortos.

Por décadas as organizações de Saúde resitiram em aceitar tais realidades. Em poucos anos, contudo, esse ambiente sofreu uma reviravolta, impulsionando os negócios para uma operação mais equilibrada e segura. A pandemia foi propulsora do movimento de ampliar a operação dos hospitais no ambiente digital. Ainda assim, é possível encontrar organizações que ainda patinam com operações essencialmente analógicas.

A digitalização da operação é urgente. Mais que isso, não basta mais renovar o parque tecnológico sem que aconteçam revisões periódicas sobre o que pode ser otimizado dentro da operação. De igual maneira, os gestores também devem estar conectados e atualizados sobre novas formas de usar os recursos tecnológicos para uma gestão mais sistematizada e focada nos resultados e nas necessidades dos clientes.

Cultura

É preciso ampliar a mente quando o assunto envolve a transformação no gerenciamento da operação. Apesar de parecer apenas uma troca de ferramentas administrativas, a digitalização da operação impõe uma mudança radical na cultura organizacional. A visão dos gestores mira igualmente para os ambientes externo e interno da organização.

Lá fora, é preciso considerar o *benchmark* de negócios e os valores que todo o processo digital forneceu a eles. A diversificação das demandas, a concorrência e o ingresso de novos atores no setor fizeram com que os negócios sentissem ainda mais a necessidade inovar. Grandes conglomerados se consolidam e adentram o universo da bolsa de valores. A concorrência torna-se ainda mais acirrada. É uma constante luta contra o tempo para manter o equilíbrio entre a assistência prestada, qualidade do serviço e sustentabilidade financeira.

Dentro da instituição, a gestão deve focar, por exemplo, em quais são os processos e rotinas que precisam ser reestruturados primeiro, antes de passarem para o mundo digital, quais tecnologias são a melhor opção para o porte do negócio. Como estão as equipes? Todos estão preparados e treinados para continuar a desenvolver suas responsabilidades no formato digital?

Assim, é fundamental considerar que cada área tem uma necessidade diferente. O primeiro contato do cliente com a organização já acontece de forma digital, seja por aplicativos de comunicação, seja por mídias sociais. Ele faz pagamentos *on-line*, também pesquisa por serviços com melhor custo-benefício, interage com outros consumidores para colher depoimentos e experiências, avalia o nível de acessibilidade digital das instituições. Tudo é feito na palma da mão.

Uma operação digital deve ser ao mesmo tempo enxuta, dinâmica, atualizada com os novos paradigmas sociais e preocupada com entregas de qualidade, pautadas por dados mensurados e acessíveis. Tudo para facilitar e otimizar a tomada de decisão.

Prontuário eletrônico é coisa do passado, você já deveria ter

Falar sobre o prontuário eletrônico é uma questão de avaliar a quão avançada digitalmente está uma organização de Saúde. Ou melhor, o quanto a cultura organizacional precisa avançar para não cair na obsolescência. Afinal, digitalizar, armazenar e garantir a segurança em todos esses processos, incluindo o compartilhamento dos dados, são obrigações legais para todas as instituições de acordo com duas principais leis: a Lei 13.787, de 27 de dezembro de 2018[10], que dispõe sobre a digitalização, guarda, armazenamento e manuseio dos prontuários eletrônicos, e a Lei Geral de Proteção de Dados Pessoais, a LGPD.

---

[10] Disponível em: https://www.in.gov.br/materia/-/asset_publisher/Kujrw0TZC2Mb/content/id/57221806/do1-2018-12-28-lei-n-13-787-de-27-de-dezembro-de-2018-57221499. Consultado em 22/02/2022.

Até aqui, tudo bem. Mas, quanto ao ponto de vista de negócio, ter um prontuário eletrônico significa que a instituição já avançou pelos ciclos de automação e digitalização da operação:

- No primeiro ciclo, os hospitais adentram a cultura digital, apropriando--se das ferramentas para automatizar os processos e torná-los mais eficazes. A evolução desta etapa segue pela integração de sistemas e áreas, gerando resultados com mais velocidade e redução de custos e desperdícios. As equipes recebem treinamentos específicos e as lideranças têm a clara visão de como orientar as pessoas para atuarem de forma autônoma e com uso de dados e informações colhidos digitalmente.

- No segundo ciclo, o prontuário é digitalizado. Sua manutenção e preenchimento acontece de forma automatizada (em certos dados). A instituição opera mantendo o nível recomendado de proteção dos dados e seu uso adequado, gerando valor e segurança para o paciente. Os processos de *apoio* e assistenciais funcionam de forma complementar, de maneira que o prontuário seja o mais completo e confiável possível.

Aqui entra a grande questão. Tudo isso já deveria ter sido feito. O momento agora é de investir em relacionamento e experiência dos clientes. Mais que isso, é preciso avançar na digitalização da operação, aumentando a eficiência e construindo novos modelos de serviços e produtos. O prontuário eletrônico como diferencial de operação já ficou para trás.

Para que esse ciclo funcione, contudo, é fundamental que toda a operação já esteja digitalizada e em conformidade com a legislação vigente. Por isso, o prontuário eletrônico e seu uso como suporte para aumentar a eficiência da instituição servem como um bom termômetro para avaliar o nível de digitalização em que se encontra uma organização de Saúde.

As transformações surgem a todo o momento e são cada vez mais aceleradas. Não é mais razoável, do ponto de vista empresarial, investir tempo e recursos apenas em etapas da evolução que ficaram para trás, é preciso avançar e para avançar é preciso aumentar a maturidade de gestão.

Maturidade de Gestão

No livro "Maturidade de Gestão Hospitalar e Transformação Digital – os caminhos para o futuro da Saúde" abordo os pilares para uma operação sustentável e moderna. São eles: governança corporativa, estratégia empresarial, tecnologias de gestão, gerenciamento de processos e gestão de pessoas.

- **Governança corporativa** – é o sistema pelo qual as organizações são dirigidas e monitoradas, envolvendo relacionamentos entre sócios, conselho de administração, diretoria, órgãos de fiscalização e controle e demais partes interessadas. O conceito formaliza um conjunto de regras de como deve ser a conduta de cada funcionário e da equipe para que se alcancem os resultados estratégicos planejados.

- **Estratégia empresarial** – é o momento da definição do resultado a ser alcançado e da elaboração do caminho que será seguido pelo negócio, a organização dos recursos necessários para que a instituição se mantenha e garanta os objetivos do empreendimento.

- **Tecnologias de gestão** – são ferramentas capazes de estimular e promover a melhoria contínua de processos gerenciais. As inovações tecnológicas podem otimizar e automatizar processos e tarefas, bem como melhorar a execução de atividades e o retorno de resultados para análises e subsídios de tomadas de decisão.

- **Gerenciamento de processos** – trata-se da forma de encadear tarefas e responsabilidades de cada área da organização. As atividades devem acontecer sem intercorrências, prontuário integrado *com* demais processos funcionando com suporte da automação digital.

- **Gestão de pessoas** – é preciso engajar, capacitar e compartilhar com as pessoas a cultura e colocar o cliente no centro do negócio. Treinamentos contínuos e atualização de habilidades devem acontecer à medida que a instituição renova o parque digital, fomentando a produtividade por meio das novas tecnologias.

Tais pilares sustentam a plataforma de crescimento das organizações em um mundo que está vivenciando as mais impactantes transformações dos últimos 50 anos. Agora, contudo, os negócios passam por inovações constantes, a gestão se torna cada dia mais profissional, com objetivos claros e uma concorrência fomentada pelas mais diversas capacidades proporcionadas pelas novas tecnologias.

Por isso, ter uma operação digitalizada, na qual o prontuário eletrônico dialoga com as áreas mais importantes do cuidado do paciente, é uma etapa que já deve ter sido ultrapassada. Os negócios de sucesso de hoje devem visualizar esses deveres como primários.

O mundo da Saúde passa pelo questionamento dos antigos e criação de novos paradigmas. E eles se transformam diariamente, exigindo dos gestores habilidades de adaptação às novas oportunidades. Os negócios devem ser orientados para fornecer uma experiência otimizada e relacionamento continuado com os clientes.

O prontuário eletrônico (dados do cliente) é apenas o começo, deve ser a base de um processo de gestão maduro, focado no relacionamento continuado, baseado no cuidado e na criação de novas ofertas de serviços que integrem o físico e o digital para proporcionar mais saúde e qualidade de vida para o cliente e mais receita para a organização.

Fim do papel nos hospitais

Avançar a maturidade digital das organizações de Saúde é um processo que precisa extrapolar as paredes do hospital. Aliás, o cuidado continuado, a experiência otimizada em todos os pontos de contato entre cliente e instituição e uma real mudança de paradigma (no qual o cliente está, de fato, no centro do negócio) implicam não somente a transformação da cultura interna. Para que as ferramentas e sistemas entreguem o valor almejado, todos os elementos externos devem operar no mundo digital, principalmente o relacionamento com as operadoras, ainda um dos grandes gargalos na Saúde.

Os agentes externos de uma organização precisam perceber a importância da operação integrada e digitalizada pela óptica dos clientes. Já é passado o tempo em que as pessoas concordavam com a espera por uma ação que não dependia do hospital. Os clientes querem uma experiência contínua e a garantia de que o cuidado será mantido de igual maneira, independentemente de quem é a responsabilidade por ele. Além do comprometimento com a entrega desses valores, existe também o risco da concorrência: negócios inovadores estão chegando ao mercado cada vez mais rápido, com produtos e serviços otimizados por uma cadeia totalmente integrada e funcional, a exemplo do que já acontece com os *Super Apps*.

Antes de nos aprofundar a respeito das questões sobre a integração digital do relacionamento com parceiros, fornecedores, laboratórios e operadoras de planos de Saúde, é preciso entender como a cultura *paperless* (ou sem papel) tem beneficiado diversos negócios dentro e fora do setor.

Paperless office

O escritório do futuro, ou *paperless office*, foi um ideal fomentado na década de 1980. Foi o período em que os computadores pessoais começaram a se tornar mais acessíveis e fáceis de transportar. Além disso, a cultura social já apresentava preocupações com a sustentabilidade dos negócios e o prejuízo que os papéis geram para o meio ambiente. Indústrias diversas mantinham um departamento e espaço físicos próprios para os arquivos mortos, somente para exemplificar a realidade daquele período até o milênio atual.

E o escritório *paperless* foi idealizado por quem mais atuava no compartilhamento de documentos impressos durante a década de 1970. Em meados desse período, em 1975 sendo mais exato, a revista Business Week publicou um artigo intitulado "O Escritório do Futuro"[11], assinado pelo diretor do Research Center Incorporated (PARC) da Xerox Corporation, George E. Pake, no qual ele previa que em 1995 qualquer documento produzido por uma empresa poderia ser acessado na tela de um computador com um apertar de botão.

Enfim, o fim do papel nos escritórios já era uma realidade idealizada pela maior companhia de fotocópias (também inventora da máquina de fotocópia). Atualmente, a Xerox Corporation é um dos *players* relevantes do setor de tecnologia da informação e documentação.

Paperless na Saúde

Quase 50 anos se passaram desde as previsões feitas pelo diretor de pesquisas da Xerox. E muitos gestores na Saúde atual ainda não percebem o quão básico é digitalizar processos, documentos e integrá-los por meio de tecnologias de arquivamento e compartilhamento seguro. Ou seja, digitalizar a operação e transformar a cultura organizacional para o trabalho

---

[11] Disponível em: http://www.websmithstudio.com/innovation-tools/paperless-office-exist--achieve/. Consultado em 25/02/2022.

no mundo digital deveria ser tarefa primária. Mas, muito além disso, todo o trabalho tem de ser levado para os atores externos da organização.

Uma das formas de executar essa transformação é expandir a assinatura eletrônica. Pouco eficaz é o compartilhamento de documentos se a validação ainda exige uma ação física dos responsáveis. A área assistencial percebeu a importância dessa mudança com o fortalecimento da teleconsulta. Afinal, o cuidado do paciente precisa de continuidade, seja para a compra de medicamentos prescritos, seja para o encaminhamento para exames laboratoriais – tudo pode ser realizado digitalmente.

No *backoffice* não é diferente. O desafio ali, contudo, é levar essa prática para os agentes terceirizados: fornecedores e operadoras, principalmente. Nesse caso, entram em jogo as habilidades de negociação dos gestores. O fim do papel precisa ser uma realidade para cada autorização ou validação com os convênios e também para a área do faturamento. Trata-se de uma transformação cultural e operacional.

O desafio é grande, porém, urgente. A expansão da cultura *paperless* implica diretamente a experiência dos clientes. É o tempo de espera por um laudo ou autorização que transita em um fluxo físico e pode prejudicar a segurança e o tratamento dos pacientes. Mais que isso, para as organizações de Saúde trata-se também de uma questão de garantir a confiança de seus clientes. Ou seja, muito é investido (recursos, tempo, energia) explicando a demora e a falta de eficiência em um processo executado no papel e que muitas vezes está fora das mãos do hospital.

Portanto, não basta ter uma forte cultura digital interna. É preciso compartilhá-la com todas as pertes interessadas e, assim, manter a qualidade operacional e segurança dos pacientes, sem falar em garantir a qualidade e sustentabilidade financeira.

PARTE 2

LIDERANÇA: MODERNIDADE, MATURIDADE NA GESTÃO HOSPITALAR

CAPÍTULO 3 | **Teresinha Covas Lisboa**

LIDERANÇA NOS SERVIÇOS DE SAÚDE

■ INTRODUÇÃO

Liderança é o fenômeno ligado ao comportamento humano por diversos fatores interpessoais. Na visão administrativa tem a finalidade de melhorar os relacionamentos dentro do processo de gestão de pessoas e da óptica empresarial (Kuazaqui, Lisboa, Gamboa, 2005).

Para o gestor de saúde, o processo de liderar é um ato natural e envolve a capacidade de influenciar pessoas por meio de cinco princípios: poder, conhecimento, interação, situação e expectativa. É por meio desses princípios que o administrador planeja estrategicamente seus passos na empresa.

Dubrin define liderança como "...a habilidade de inspirar confiança e apoio entre as pessoas de cuja competência e compromisso dependem o desempenho" (2003, p. 264).

A liderança está intimamente ligada com a estratégia da organização e tem como base tanto a análise do ambiente externo quanto do ambiente interno, buscando seus objetivos. Atualmente, a liderança estratégica é a competência básica para o desenvolvimento de qualquer organização. Nas organizações de saúde, por exemplo, temos que acompanhar o avanço científico e tecnológico, exames, indústria farmacêutica, legislações etc. A pesquisa científica é muito incentivada, o que faz com que o ambiente de trabalho seja suscetível a constantes mudanças em função desses avanços.

Robbins conceitua liderança como o "processo de influência pelo qual os indivíduos, com suas ações, facilitam o movimento de um grupo de pessoas rumo a metas comuns ou compartilhadas" (2005, p. 371).

O conceito de liderança para os serviços de saúde invoca o indivíduo que está à frente de uma equipe, pois procura motivar e comprometer os participantes do grupo, para atender pessoas e movimentando muitos profissionais. Independe de sua formação, pois sendo da área administrativa, clínica, ou operacional a liderança tem uma representatividade significativa no desenho da instituição.

Para as empresas prestadoras dos serviços de saúde temos três momentos caracterizados por Limongi-França (2005): líder, liderado e situação.

A liderança demonstra a influência do líder diante do processo de interferir no comportamento das pessoas (liderados) e na condição de fazer perpetuar a organização. A área de saúde trabalha com emergências, com atendimentos imediatos e, portanto, necessita de motivação e comprometimento da equipe.

Existe certa complexidade no exercício da liderança em saúde, pois, além dos aspectos da receita, dos valores éticos e morais, dos valores espirituais, religiosos, sociais e políticos, os profissionais têm de saber lidar com todas essas variáveis de maneira equilibrada.

■ PRÁTICA E ATRIBUTOS

É importante que a liderança atue em dois momentos: a prática e os atributos (Quadro 3.1).

A prática engloba atividades que as pessoas realizam em seu ambiente de trabalho, visando aos resultados. Os atributos referem-se aos conhecimentos, às habilidades e às outras características que devem existir para as pessoas exercerem cargos de liderança.

No caso dos serviços de saúde, as atividades realizadas em atendimentos ambulatoriais, clínicas, prontos-socorros ou laboratoriais são caracterizadas pela prática médica, de enfermagem, de biólogos, visando ao atendimento de clientes com presteza e qualidade.

Os atributos referem-se à formação profissional e às demais características inerentes a cada cargo existente na instituição.

QUADRO 3.1 – Atributos e práticas de liderança.

Atributos de liderança	Práticas de liderança
Capacidade mental	Influenciar outros
Conhecimentos técnicos e administrativos	Fazer com que as coisas aconteçam
Desenvolvimento pessoal	Construir relações
Forte senso de si próprio	Equilíbrio

Fonte: França, 2005, p. 75.

A existência de atributos e práticas está contida nos princípios éticos da profissão e das pessoas. Os códigos de conduta e a gestão de riscos são importantes nos momentos de crise e os líderes precisam colocar em prática os atributos e as práticas citadas no quadro 3.1.

Um dos aspectos importantes desses atributos e práticas da liderança refere-se à gestão das pessoas, em que as lideranças têm a responsabilidade de gerar um ambiente saudável para obter comprometimento e provocar a motivação no trabalho.

Os novos perfis de liderança focam seus objetivos na inovação. É o caso, por exemplo, da liderança 4.0 que, segundo Borba, "traz a proposta de uma nova liderança preparada para o futuro, com traços fortíssimos do profissional empreendedor e conector do futuro" (2022, p. 42).

E a realidade da Inteligência Artificial tem trazido para o mercado um novo perfil de liderança, direcionado para estratégias, criatividade, eficiência nos processos e agilidade na tomada de decisões.

■ COMPROMETIMENTO NA ORGANIZAÇÃO

O comprometimento humano em relação à organização se inicia com valores, crenças e cultura das empresas. Está intimamente ligado com o desenho e a cultura organizacional.

Refere-se, também, ao sentimento dispensado pelo indivíduo à organização. É o orgulho e a satisfação que o colaborador demonstra pelas atitudes, como recomendação dos serviços, dos produtos, acompanhamento do crescimento e parceria nos momentos difíceis (Lisboa *in* Kuazaqui, 2005). Alguns serviços de saúde dispensaram a prestação de serviços de médicos e passaram a contratá-los de maneira formal, a fim de gerar o comprometimento e o verdadeiro sentido de equipe.

Outro fator é o envolvimento das pessoas com seu ambiente de trabalho, demonstrado por sentimentos de satisfação com o salário ou com o crescimento profissional. Diferentemente do comprometimento, as questões pessoais predominam e, assim, raramente pensam na organização como parceira. Para a área de saúde, é um comportamento não satisfatório, pois se precisa de pessoas altamente comprometidas com suas atividades. No caso, pessoas atendendo pessoas e pessoas gostando de pessoas.

Compete às lideranças ter a percepção de escolher indivíduos que estejam aptos a exercer suas atividades com qualidade e comprometimento.

■ LIDERANÇA E MOTIVAÇÃO

Outro aspecto importante é a motivação que, segundo Maximiano, é "a palavra que indica as causas ou motivos que produzem determinado comportamento, seja ele qual for" (2011, p. 250).

Na área de saúde tem que ser um sentimento dinâmico, interagindo com o comprometimento e a vontade de atender pessoas e sanear situações.

As lideranças necessitam integrar-se com sua equipe, visando a um esforço em direção ao alcance de metas, bem como uma predisposição para o acompanhamento das mudanças constantes que ocorrem no ambiente das empresas. Esse esforço está relacionado, também, com a satisfação de alguma necessidade prevista: salário, benefícios, *status,* satisfação no trabalho, realização na profissão etc.

As teorias de motivação estão sempre se preocupando em determinar quais as razões dos comportamentos das pessoas e qual o processo que causa esse comportamento. O caráter multiprofissional das organizações de saúde tem o privilégio de poder escolher as metodologias ideais para motivar suas equipes, pois cada função tem um tipo de formação e expectativa.

Podemos citar algumas teorias que podem ser adaptadas nos ambientes de trabalho das organizações de saúde:

a) Hierarquia das necessidades, que identifica cinco categorias de necessidade: fisiológicas, segurança, associação, estima e autorrealização. Elas ocorrem à medida que uma delas é satisfeita (Maslow).

a) As teorias X e Y, em que a primeira afirma que as necessidades de ordem inferior dominam os indivíduos, e a segunda, que as necessidades de ordem superior são mais dominantes.

a) A teoria da expectativa é explicada pela força que um determinado resultado tem perante o indivíduo. Ou seja, o indivíduo necessita de um atrativo para motivar-se.

a) A teoria da motivação-higiene (Herzberg) preconiza que fatores extrínsecos da organização motivam o indivíduo: política da organização, salário, condições ambientais não motivam. A motivação baseia-se em fatores intrínsecos, como realização, crescimento, responsabilidades etc.

a) Os programas de pagamento variável e horário flexível são, também, formas de motivar os funcionários.

a) As técnicas de comprometimento pelo incentivo, presentes em organizações prestadoras de serviços, estimulam a motivação: bolsas de estudos, participação em congressos, eventos da área, visando ao crescimento profissional.

Portanto, dependerá da organização a opção por métodos que estimulem a fixação do indivíduo na organização, bem como sua participação na definição de metas.

■ LIDERANÇA ESTRATÉGICA E OS RESULTADOS NOS SERVIÇOS DE SAÚDE

A liderança estratégica envolve a capacidade de influenciar pessoas por meio de cinco princípios: poder, conhecimento, interação, situação e expectativa. É por meio desses princípios que o administrador antevê, ou seja, planeja estrategicamente seus passos na empresa.

Dubrin define liderança como "...a habilidade de inspirar confiança e apoio entre as pessoas de cuja competência e compromisso dependem o desempenho" (2003, p. 264). Para a organização, a liderança estratégica é aquela que se refere tanto à análise do ambiente externo quanto do ambiente interno da empresa, buscando atingir objetivos preestabelecidos.

A liderança estratégica é caracterizada pela capacidade de o líder, por meio dos outros, administrar uma organização inteira e não uma subunidade funcional. Segundo Charan, Droter e Noel, "as organizações de hoje precisam de líderes eficazes em todos os níveis e em todos os locais. Devido à revolução da tecnologia da informação, à globalização e a outros fatores, a liderança é um requisito em todos os níveis da organização" (2012, p. 5).

Atualmente, a liderança estratégica é a competência básica para o desenvolvimento de qualquer organização. Nas organizações de saúde, por exemplo, temos que acompanhar o avanço científico e tecnológico, exames, medicamentos, legislações etc. A pesquisa científica é muito incentivada nas universidades, o que faz com que esse ambiente de trabalho seja suscetível a constantes mudanças em função desses avanços. As pessoas que atuam nesse universo devem estar preparadas, estrategicamente, para as mudanças contínuas e interagir intimamente com o planejamento estratégico.

O planejamento depende do desempenho da liderança porque é determinado pela direção, pelas competências desenvolvidas, pelas pessoas (colaboradores), pela cultura, pelas práticas éticas e os controles. E como isso é operacionalizado? Pela direção e pela forma de liderança.

A direção é a materialização da visão empresarial e, habitualmente, projetada em uma visão de longo prazo. Por meio dessa direção, o administrador exerce comunicação, motivação, liderança e comprometimento junto a seus colaboradores. São as funções básicas, oriundas de estudos científicos apresentados no desenrolar da ciência administrativa.

O desenvolvimento das competências essenciais é a forma de implementar as estratégias a partir das pressões dos riscos externos. Por exemplo: pressões econômicas, mudanças de hábitos sociais, implantação de nova legislação. Isso afeta negócios, pessoas, pois envolve negociações e decisões.

O desenvolvimento oriundo das pessoas é a visão macro da organização, uma vez que representa a força de trabalho, e a principal vantagem competitiva. Pela força do capital humano conhecemos os antigos e novos talentos e, também, aqueles que nos momentos de mudanças ou crises constituem os verdadeiros parceiros da organização. Ele é o agente de criação da cultura organizacional.

A cultura organizacional é uma consequência do capital humano, pois o conjunto de valores, símbolos e ideologias é que compõe o grupo que irá atuar nas diversas unidades da empresa. Caberá à liderança, ao administrador, a tarefa de exercer sua liderança estratégica para que essa cultura não seja ortodoxa e inflexível. O mundo externo é mutável e as pessoas acompanham esse ritmo.

Conforme Azevedo, "...as culturas organizacionais fortes são tidas como vantagens, pois oferecem aos membros da organização um senso de propósito e união" (2002, p. 353).

E cultura está relacionada com o clima organizacional, onde as pessoas interagem, relacionase e criam um diferencial competitivo.

■ PRÁTICAS ÉTICAS E CONDUTAS

As práticas éticas são os códigos de conduta da organização, encabeçados pela liderança. Chiavenato e Sapiro (2023, p. 337-338) estabelecem que a liderança estratégica deve:

- Criar e desenvolver um código de conduta para a empresa.
- Rever e atualizar, sempre, esse código.
- Comprometer as pessoas ao código de conduta.
- Praticar a auditoria interna.
- Criar sistemas de desempenho entre as pessoas.
- Criar um ambiente de trabalho saudável.

Assim, vê-se que a busca para o desenvolvimento da liderança estratégica está embasada nas questões do que representamos, do que temos e do que queremos com nossa organização. A isso se somam recurso físico, material, financeiro e humano. A ordem é irrelevante, pois a sobrevivência dela dependerá da postura do empreendedor.

As oportunidades devem resultar da visão empreendedora da liderança. Listamos três categorias de oportunidade referentes à liderança estratégica e que devem estar presentes em qualquer negócio, de acordo com Carreiro (2003):

- Oportunidades adicionais, que exploram os recursos existentes (físicos, humanos, materiais, financeiros, tecnológicos etc.).
- Oportunidades complementares, que podem ser identificadas como novas e que podem conviver com as já existentes.
- Oportunidades inovadoras, que modificam o ambiente empresarial e que são suscetíveis a riscos.

Diante do exposto, observa-se a importância do Código de Ética nas organizações, "que tem como objetivo principal o de expressar e encorajar atitudes coerentes" (Vertamatti, 2011, p. 59).

Portanto, é importante que os conteúdos dos Códigos de Ética das empresas e dos profissionais estejam alinhados e que as lideranças estejam comprometidas com seus conteúdos.

■ PERFIS DE LIDERANÇA

Como são os novos perfis de liderança estratégica? Atualmente, o mercado é caracterizado pelas constantes mudanças dos ambientes externo e interno, que modificam as expectativas, tarefas e o desempenho dos gestores das organizações. Para Limongi-França (2005), os novos perfis de liderança exigem que os indivíduos sejam dinâmicos e interativos (Quadro 3.2).

QUADRO 3.2 – Novos perfis de liderança.

Visão antiga	Visão moderna
Controlador	Facilitador
Soluções em curto prazo	Visão estratégica
Controle dos subordinados	Comprometimento da equipe
Comportamento individual	Formação de times

Fonte: Adaptado de Limongi-França, 2005.

Diante dessa visão moderna, podemos concluir que os indivíduos que compõem a organização de saúde necessitam de treinamentos permanentes, a fim de poderem acompanhar a visão moderna da liderança estratégica. Podemos exemplificar pela relação médico-paciente. Na visão do passado, as informações sobre o estado de saúde do indivíduo ficavam sob o domínio do profissional médico, em uma condição subordinada, sem que o paciente e sua família tivessem controle sobre seu estado de saúde. Atualmente, o paciente é atendido por uma equipe multiprofissional, compartilhando com todos e acompanhando o desenvolvimento do tratamento e de seu estado de saúde de forma humanizada.

Humanização, segundo Mezomo (1995, p. 276), significa "tudo quanto seja necessário para tornar a instituição adequada à pessoa humana e à salvaguarda de seus direitos fundamentais". É a oportunidade que a instituição tem em oferecer atendimento com dignidade, diminuindo as expectativas e a tensão dos usuários dos serviços de saúde. É colocar-se no lugar do outro e perceber suas necessidades.

Para Ghellere (2001), é o cuidado prestado com respeito, dignidade, ternura e empatia ao cliente e sua família.

Ao recebermos um paciente para atendimento, precisamos:

- Considerar o paciente como o centro das atenções em todos os serviços do hospital.
- Ter absoluta fidedignidade na aplicação das prescrições médicas.
- Adquirir produtos de qualidade e com entrega garantida.
- Dar prioridade para a formação técnica e humana de todos os funcionários.
- Trabalhar com integração e multiplicar o conceito.
- Seguir o Código de Ética de todas as áreas.

Segundo o Programa Nacional de Humanização da Assistência Hospitalar – PNHAH (Brasil, 2001),

> "Humanizar é resgatar a importância dos aspectos emocionais, indissociáveis dos aspectos físicos na intervenção em saúde. Humanizar é aceitar essa necessidade de resgate e articulação dos aspectos subjetivos, indissociáveis dos aspectos físicos e biológicos. Mais do que isso, humanizar é adotar uma prática em que profissionais e usuários consideram o conjunto de aspectos físicos, subjetivos e sociais que compõem o atendimento à saúde. Humanizar refere-se, portanto, à possibilidade de assumir uma postura ética de respeito ao outro, de acolhimento do desconhecido e de reconhecimento dos limites".

Um dos pontos importantes da humanização é ouvir pacientes, familiares/acompanhantes, médicos internos e externos, estudantes, pesquisadores, gestores públicos, operadoras de planos de saúde, sociedade em geral. Procura-se, pelas avaliações internas e externas, gerar indicadores que apresentem a qualidade do serviço prestado, a produtividade e a capacidade de atendimento.

Como resultado, faz-se a revisão das competências geradas e implantadas, buscam-se ações corretivas e implanta-se educação permanente.

As instituições de saúde possuem uma equipe multidisciplinar que necessita de educação continuada e permanente, partindo do nível estratégico para o operacional. As mudanças contínuas em todas as esferas obrigam a atualização do conhecimento técnico e científico. Porém, sem perder o foco no atendimento com humanização e hospitalidade.

Uma das diversas fontes de energia que a organização possui é a energia psicológica das pessoas: ela aumenta ou diminui conforme o êxito ou o fracasso na organização. Três fatores são imprescindíveis para se alcançar esse êxito:

a) Aspiração à conquista de um crescente senso de competência e autoavaliação.

b) Organização que possibilite condições de trabalho para que as pessoas possam traçar seus objetivos imediatos, escolher seus próprios caminhos para atingir as metas, sendo o relacionamento entre essas e as da organização fundamentado na eficiência pessoal do funcionário e no crescente grau de desafio que ele encontra em seu trabalho.

c) Influência da sociedade e da cultura, tanto sobre o indivíduo quanto sobre a organização; essa repercussão se manifesta pelo processo de aculturação para conceder maior ou menor valor ao amor-próprio e à eficiência da pessoa na empresa (Argyris, 1975, p. 82).

É importante que façamos essa observação sobre as pessoas que atuam nas instituições de saúde, pois a assistência prestada depende do comprometimento e dedicação junto aos usuários dos serviços.

O grau de influência recíproca entre os dois ou mais indivíduos determina a positividade dos sentimentos que, por sua vez, gerará outras normas, atividades, pelos sentimentos e pelas interações, em um processo contínuo: o grupo reage ao ambiente externo, originando determinados relacionamentos, os quais elaboram tendências adicionais próprias e, em resposta aos estímulos, modificam a adaptação já conseguida ao ambiente.

A inserção do indivíduo no marco das organizações cria sempre uma área de conflito, que se apresenta inevitável, já que existe incompatibilidade entre as necessidades e aspirações do indivíduo e as exigências da organização formal: o consequente grau de desajustamento, que precisa ser amenizado, varia em proporção direta ao antagonismo entre esses dois elementos presentes nas organizações de saúde.

Então, a primeira premissa ao contratar-se um novo colaborador é a disponibilidade de doar-se a esse ambiente de trabalho diferenciado. É "gostar de pessoas", dos pacientes, conscientizando-se de que a permanência na instituição é breve e que, um dia, esse mesmo profissional poderá ser um paciente também.

■ DIFERENCIAÇÕES ESTRUTURAIS

No âmbito da liderança nota-se uma diferenciação entre as instituições públicas e privadas. Se os indivíduos buscam no trabalho suas satisfações pessoais, as organizações apresentam, também, certas necessidades de produtividade e lucro. Assim, é profunda a interdependência de necessidades da pessoa e da organização, pois estão inseparáveis os objetivos e a vida de ambos. As instituições privadas têm a oportunidade de receber treinamentos e capacitações. Nas instituições públicas percebe-se certa carência, pois as diferenciações de estrutura são muito claras.

No quadro 3.3 exemplificarmos essa diferenciação.

Apesar das diferenciações observadas, o atendimento ao paciente precisa ser realizado com humanização em toda sua esfera. As características dos serviços de saúde estão vinculadas nos quesitos: habilidade, competência profissional, exatidão, excelência.

Não sendo apenas um conjunto de edifícios, equipamentos, mão de obra, capital e processos, a instituição de saúde é também caracterizada como um sistema "sociotécnico", onde a organização dos recursos humanos dá-se ao redor de várias "tecnologias". Em outras palavras, as relações humanas existentes na empresa são uma característica dela e não apenas peculiaridades organizacionais. A existência, o funcionamento e a permanência do sistema encontram-se ligados ao comportamento "motivado" das pessoas, sendo que as entradas, os processos de transformação e as

QUADRO 3.3 – Diferenciações entre organizações públicas e privadas

Organização pública	Organização privada
Regulação mais complexa	Regulamentação mais simples
Benefício social	Lucro comercial
Menor sensibilidade às depressões econômicas	Maior sensibilidade às depressões econômicas
Tarefas baseadas no custo real	Os lucros integram os preços
Funcionamento mesmo com ônus	Não funciona em regime deficitário
Participação do público pela presença de impostos	Participação voluntária do público
Financiamento pelos impostos e taxas	Financiamento de empréstimos ou venda de ações
Descontinuidade política	Não depende diretamente da continuidade política
Dependência de eleições	Independe de eleições

Fonte: Kuazaqui, Lisboa, Gamboa, 2005.

saídas são influenciados por seu relacionamento e sua conduta. Isso ocorre em todas as organizações, independentemente de suas finalidades e seu tipo.

O hospital, por exemplo, é uma organização complexa e sistêmica, que possui uma grande divisão de trabalho especializado, seja público, seja privado.

A equipe multiprofissional, voltada para a satisfação das necessidades dos pacientes (clientes), é composta de profissionais altamente qualificados e alguns semiqualificados. Atrelada a esse conjunto de pessoas existe a tecnologia que, renovada constantemente, exigiria a presença de funcionários preparados para receber treinamento e reciclagens contínuas.

A visão do hospital como empresa equivale à mesma compreensão que se tem da gestão empresarial e, para tanto, o conjunto de recursos materiais, tecnológicos e humanos precisam estar à disposição dos administradores, de forma harmônica e eficiente.

As unidades existentes nos hospitais são inter-relacionadas e interdependentes, resultado do tipo necessário de processos administrativos implantados.

Dutra (*in* Gonçalves, 1989, p. 68) afirma que os recursos humanos no hospital podem ser organizados de três formas, conforme análise, e que coexistem com diferentes modelos de estruturas, como, por exemplo, a departamentalização. São elas:

a) Funcional: em que todas as pessoas que contribuem para a realização de uma função específica se encontram juntas. É o caso, por exemplo, do Serviço de Enfermagem.

b) Divisionada: representada pela agregação de especialistas necessários a um produto ou serviço. Exemplo: Serviço Financeiro, Recursos Humanos.

c) Estrutura matricial: quando um indivíduo for membro de duas unidades, sendo uma permanente e outra temporária (Projetos de Pesquisa, Projetos de Farmácia).

O autor considera que a execução eficiente das tarefas no hospital implica a especialização, a padronização de atividades, a formalização da comunicação e a elaboração de rotinas e procedimentos padrões para a execução das funções.

É importante, também, mencionar a autoridade e a hierarquia. A primeira precisa ser descentralizada, para o eficiente atendimento do serviço no hospital. E, com relação à hierarquia, pode ser horizontal, quando exercida por um supervisor que faz parte do grupo, ou vertical, quando ocorrem graus de supervisão.

Existem, no hospital, três tipos de atividades: finais, intermediárias e gerais. Essa divisão também influi na organização administrativa.

As atividades finais são as que representam os próprios objetivos do hospital, que são o atendimento e a pesquisa. Nas atividades intermediárias encontramos aquelas que são ligadas às atividades de laboratórios, banco de sangue, diagnósticos por imagens. E as atividades gerais são aquelas ligadas ao funcionamento das atividades finais: recursos humanos, materiais, insumos, manutenção, serviço de processamento de roupas e limpeza.

■ CONSIDERAÇÕES FINAIS

Portanto, a liderança envolve os princípios da administração: planejar, organizar, dirigir e controlar. Independe de ser uma estrutura pública ou privada, pois, por meio dessas funções, o administrador exerce comunicação, motivação e comprometimento junto a seus colaboradores. Podem--se citar por exemplo pressões econômicas, mudanças de hábitos sociais, crescimento demográfico de uma população, novas legislações, pois envolvem negociações e novos processos de tomada de decisões.

E conclui-se que o conceito de liderança em saúde tem o foco no atendimento humanizado, com a finalidade de obter excelência no atendimento, motivando e comprometendo os públicos interno e externo.

▪ ESTUDO DE CASO DE SUCESSO DE LIDERANÇA EM SAÚDE NO HOSPITAL MORIAH

O nome Moriah é uma referência ao Monte Moriah, local sagrado e de muita inspiração, localizado em Jerusalém, Israel. O Hospital Moriah surgiu da iniciativa de um grupo de pessoas que acredita em um novo modelo de atenção hospitalar que preza pela excelência no atendimento baseado em valores humanistas intrínsecos ao exercício da medicina. Tudo isso com uma gestão moderna, criativa e participativa que investe no potencial dos jovens para inovar sempre. À frente desse projeto está o grupo econômico da Life Empresarial Saúde, que atua há mais de 12 anos no mercado nacional de saúde suplementar. O hospital foi inaugurado em 2015.

O Hospital Moriah está sempre interessado em novos talentos que desejam trilhar a carreira profissional baseada em uma perspectiva de desenvolvimento convergente: missão, visão e valores do hospital.

MISSÃO

Inovar a medicina no contexto hospitalar promovendo a pesquisa científica, disseminando conhecimento, investindo em jovens talentos e tecnologia para proporcionar saúde com qualidade exemplar.

VISÃO

Ser um agente da medicina movido pela coragem de transformá-la em ações cada vez mais positivas para a saúde e o bem-estar das pessoas.

VALOR FUNDAMENTAL

Amor ao próximo – valor fundamental e universal que serve de base para a formação e a consolidação de todas as qualidades e virtudes.

Depoimento da gestora – as competências utilizadas no hospital estão embasadas nos valores cristãos, éticos, morais e no histórico de valores, principalmente "o amor ao próximo".

Na contratação de novos funcionários, há necessidade de ter um *feeling* porque o RH tem peso na escolha dos novos funcionários. A psicóloga tem a percepção de escolher o colaborador que mais se adequa ao cargo.

Os médicos interagem com a cultura do hospital e participam do treinamento.

Os terceirizados, também, integram com os funcionários, desde o estacionamento, nutrição, limpeza.

Um item importante para que haja integração é a utilização do mesmo uniforme: assistencial, área de apoio e administrativo. O crachá possui apenas o nome do funcionário. Não possui o cargo ocupado pelo colaborador. Um aspecto importante do treinamento: nivelamento. Caso um funcionário encontre um papel no chão, este é recolhido, independentemente de ser médico, administrativo ou o próprio funcionário da limpeza.

O refeitório é utilizado por todos os colaboradores do hospital. Não há separação.

O treinamento é dividido em três etapas: dois dias de treinamento voltado para a integração e para os aspectos comportamentais. O último dia com foco nos aspectos políticos da organização.

A competência importante: servir o cliente.

(Fonte: Lisboa TC. Competências de gestores no processo de humanização em saúde. São Paulo: Laços; 2015).

■ BIBLIOGRAFIA

Argyris C. A integração indivíduo-organização. São Paulo: Atlas; 1975.

Azevedo CS da. Liderança e processos intersubjetivos em organizações públicas de saúde. Revista Ciência & Saúde Coletiva. 2002;7(2):349-61.

Borba VR, Lisboa TC. Teorias inovadoras de gestão empresarial hospitalar. São Paulo: Sarvier; 2022.

Brasil. PNHAH-Programa Nacional de Humanização da Assistência Hospitalar. Brasília: Ministério da Saúde; 2001.

Carreiro GS. A desinstitucionalização do sagrado: um estudo sobre o pentecostalismo celular do Distrito Federal. Dissertação de Mestrado em Ciências Sociais. Brasilia: UNB; 2003.

Charan R, Drotter S, Noel J. Pipeline de liderança: o desenvolvimento de líderes como diferencial competitivo. 2ª ed. São Paulo: Elsevier; 2012.

Chiavenato I, Sapiro A. Planejamento estratégico: a nova jornada da intenção aos resultados. 5ª ed. São Paulo: Gen/Atlas; 2023.

Dubrin AJ. Fundamentos do comportamento organizacional. São Paulo: Thompson Learning; 2003.

Dutra JS. Competências: conceitos e instrumentos para a gestão de pessoas na empresa moderna. São Paulo: Atlas; 2004.

Ghellere JLP. Experiências em hospitais. Portal humanizar. Disponível em http://www.portalhumanizar.com.br. Acesso em: 01/09/2023.

Gonçalves EL (org). O hospital e a visão administrativa contemporânea. 2ª ed. São Paulo: Pioneira; 1989.

Kuazaqui E, Lisboa TC, Gamboa M. Gestão estratégica para a liderança em empresas de serviços privadas e públicas. São Paulo: Nobel; 2005.

Limongi-França AC. Stress e trabalho. 4ª ed. São Paulo: Atlas; 2005.

Maximiano ACA. Teoria geral da administração: da revolução urbana a revolução digital. 8ª ed. São Paulo: Atlas; 2011.

Mezomo JC. Gestão da qualidade na Saúde: princípios básicos. São Paulo: JCM; 1995.

Robbins SP. Comportamento organizacional. São Paulo: Prentice Hall; 2005.

Vertamatti R. Ética nas empresas em um mundo globalizado. São Paulo: Globus; 2011.

CAPÍTULO **4** | **Valdir R. Borba**

LIDERANÇA POSITIVA INTEGRADA: HUMANIZADA E ESPIRITUALIZADA

■ INTRODUÇÃO

Neste capítulo será oferecida uma visão além dos aspectos puramente tecnicistas, igualmente moderna e ampla, sobre liderança positiva e o líder de alta *performance* que transforma sua Organização, liderando-a de forma humanizada e espiritualizada que inspira toda a Organização a tornar-se responsável por suas ações, o que inclui o respeito ao macrossistema onde está inserida.

Essa nova e moderna visão está alicerçada nos tipos de inteligência e de liderança, desde a racional, passando pela emocional, social e especialmente a espiritual, e que de maneira integrada culmina na inteligência positiva que dá forma à liderança positiva.

No mundo empresarial percebe-se que ainda existe um desequilíbrio emocional nas relações, em que se observa que

- 40% dos trabalhadores temem perder o emprego;
- 70% estão infelizes no trabalho, e
- 89% estão estressados.

Portanto, é preciso equilibrar emocionalmente a força de trabalho e para isso é preciso buscar novos modelos de liderança, onde se destaca a liderança positiva com o viés de lideranças emocional e espiritual.

O equilíbrio emocional nas relações deve alcançar:

- Capacidade de resistir o estresse.
- Desenvolver novos comportamentos.
- Melhorar a saúde mental.

As principais ferramentas de mudanças para o modelo de liderança positiva são: agilidade e neuroplasticidade aplicadas diretamente pela inteligência emocional para conhecer e controlar as emoções, promover a sociabilização, desenvolver o autoconhecimento e aplicar processos de renovação.

Dentro do processo de liderança positiva têm-se também os aspectos da inteligência espiritual, não como religiosidade, mas para fazer para o todo; dar sentido de valor; escutar a voz interior, humildade e entender que precisa aprender.

Ainda na liderança positiva encontra-se, obviamente, a inteligência racional com desenvolvimento do raciocínio lógico, cuidados físicos e outros aspectos.

Obviamente, o ponto central da Liderança positiva se estabelece na integração dessas inteligências, destacando-se também a inteligência social que se estabelece pelos relacionamentos.

A liderança positiva não é apenas psicologia positiva, mas a junção de todas as inteligências desenvolvendo a capacidade do cérebro de agir como amigo, gerenciando o estresse, controlando o estado emocional, além de desenvolver o senso de responsabilidade, resolução de problemas, trabalho em equipe, mediador, conciliador, trabalho em equipe, criatividade, flexibilidade e resiliência, organização do tempo, autoconfiança, senso de dono baseado em dados.

■ INTELIGÊNCIAS EMOCIONAL, RELACIONAL E ESPIRITUAL APLICADAS À LIDERANÇA POSITIVA DE ALTA *PERFORMANCE*

Alguns tipos ou modelos de liderança configuram bem os tipos de inteligência que definem o processo de lideranças positiva e humanizada: a Liderança Servidora apresentada por James Hunter; a Liderança com Inteligência Emocional de Daniel Goleman; a Liderança com Inteligência Social ou Relacional com Ética e Honra apresentada por Bob Hasson e Danny Silk; a Liderança com Inteligência Espiritual defendida por Danah Zoahar e Ian Marshall; e especialmente a liderança voltada para a integralidade convergente defendida por Borba.

Esses modelos de liderança são plenamente humanizados e, portanto, eficazmente aplicáveis aos processos de liderança positiva, dentro das empresas, e configuram a renovação e humanização dentro das organizações.

A seguir, apresentam-se dois modelos altamente utilizáveis nesses processos: a Liderança com Inteligência Emocional e Relacional, ou seja, a Liderança com Honra; e a Liderança com Inteligência Espiritual.

■ INTELIGÊNCIA E LIDERANÇA ESPIRITUALIZADA NA GESTÃO EMPRESARIAL

Inteligência espiritual é um dos temas mais recentes e apaixonantes em todas as áreas do conhecimento humano, incluindo a área de gestão empresarial. Os estudos a respeito foram inicialmente desenvolvidos por Danah Zoahar e Ian Marshall, que após vários anos de estudos definiram três grandes tipos de organização neural: o tipo racional (QI) – inteligência racional; aquele que destaca o pensamento associativo e emotivo (QE) – inteligência emocional e que tem como ícone Daniel Goleman; e o terceiro tipo que permite *insigths* ligados à criatividade e à intuição, denominado de inteligência espiritual (QS), sendo esse o sentido de inteligência que gera a liderança espiritual.

Tanto a inteligência cognitiva (QI) quanto a inteligência emocional (QE) e especialmente a inteligência espiritual (QS), quando somadas a um grupo de pessoas (trabalho), impactam suas características no ambiente, formatando e disciplinando comportamento nesse ambiente (por exemplo no trabalho).

A inteligência espiritual gera a liderança e a gestão espiritualizada, para o processo de gestão – administrado com o coração. Tem como característica os aspectos permeados pela visão holístico-transcendental, que toma por base o método da quinta disciplina concebido por Peter Senge (1994).

O autor citado desenvolveu o modelo de organizações que aprende e que se integra aos princípios de convergência do pensamento coletivo na organização. Agrega-se dessa forma, os princípios, as ações e os valores do QEC – quociente emocional-espiritual coletivo da organização, ou quociente coletivo espiritual da organização. Esse conceito é aplicável à tradição, aos valores e aos princípios da própria empresa e por isso é muito perceptível nos processos de *advice*.

■ QUOCIENTE EMOCIONAL-ESPIRITUAL COLETIVO

O centro ou núcleo do QEC, que é formado dentro da teoria das organizações que aprendem, representa os objetivos comuns da organização (acionistas ou gestores) e de seus clientes, colaboradores, comunidade e fornecedores, trazendo a ideia de agregação de valores comuns a todos, dentro do princípio de convergência e integração de conhecimentos ou domínios que formam essa atmosfera.

Desse modo, pode-se afirmar que a força desse núcleo é a sinergia da atração e da coesão, que atrai e mantém unidos os princípios e valores materiais e espirituais, determinando o nível de coesão emocional, espiritual e material, por isso, holístico-transcendental e emocional-espiritual.

Essa abordagem é futurista e demonstra a convergência e a coesão dos objetivos coletivos, tanto nos aspectos físico-quantitativos, quanto nos aspectos emocional-espiritual no ambiente de trabalho, sendo um dos fatores essenciais para o alto desempenho pela liderança positiva (QP).

Geralmente, as inteligências emocional e espiritual empregam instrumentos clássicos e intangíveis de formulação de estratégias competitivas. Inserem os aspectos da dimensão motivacional e espiritual, procurando, por meio do QEC, estabelecer esse novo estilo de gestão, reconhecendo que o clima organizacional, os objetivos coletivos, a responsabilidade social, a motivação, o senso de justiça, o reconhecimento pessoal e profissional e a participação levam a um clima emocional equilibrado. Tal clima permite processos proativos e de alta *performance*, resultando em empreendedorismo interno na organização com alto grau de satisfação, maior lucratividade, efetividade e, especialmente, fidelidade.

■ OBJETIVO DA LIDERANÇA ESPIRITUALIZADA

Um dos objetivos da liderança ou gestão espiritualizada é o desejo e a meta para uma organização ser amada e reconhecida de forma que possa tornar-se longeva, e para isso é preciso trabalhar o presente de forma integral para que o futuro seja alcançado. É preciso crer nesse futuro, disseminá-lo no seio da organização e no seu ambiente externo e projetá-lo com a participação de todos e para o benefício da coletividade.

Assim, obtêm-se a satisfação e a fidelidade como objetivo maior de todos os envolvidos, o que aumentará o QEC, e por consequência os resultados em todos os níveis serão otimizados, pois é de um ambiente coeso e com ressonância da motivação que se alcançam os fins desejados.

A inclusão dos princípios de valores transcendentais e espirituais, na formulação da visão com abordagem holística da empresa de alta *performance*, amplia o sonho dando-lhe nova dimensão, com um colorido especial pelos novos valores, não apenas empresariais, mas também espirituais. A consequência é a potencialização do processo em busca desse sonho ampliado, formulando uma nova organização, ou seja, uma empresa humanizada com excelência em seus processos e relacionamentos que lhe proporcionam resultados otimizados. Essa nova organização é produto desse novo modelo de holístico-transcendental ou espiritual.

■ POSTURA ESTRATÉGICO-ESPIRITUAL

A empresa com liderança espiritualizada tem a visão não apenas estratégica, mas um sonho nessa dimensão transcendental, que entende que a saúde espiritual do grupo é o combustível essencial para seu próprio desenvolvimento.

Possui uma abordagem totalmente nova, formada pelos componentes estratégicos do negócio com esses princípios e valores que transcendem a dimensão meramente empresarial. Essa nova abordagem formada tanto do ponto de vista estratégico quanto do emocional-espiritual assenta-se em um modelo com três grandes estruturas, simbolizadas por metáforas.

METÁFORA ESPIRITUAL (QS)

Trata-se da parte filosófica, cultural e de valores do planejamento holístico-transcendental onde se incluem missão, princípios, valores, filosofia, cultura e outros elementos também emocionais e espirituais que formam o credo da organização.

a) Esse credo ou conjunto de valores da organização e do grupo que a compõe inclui acionistas, gestores, colaboradores, prestadores, fornecedores e tomadores de serviços ou produtos (clientes).

b) Essa nova abordagem assume um papel relevante no processo, determinando o jeito de ser, os códigos de honra e de conduta e especialmente a qualidade do sonho, dos relacionamentos e dos resultados. É a essência filosófica e cultural da organização.

c) É de fato aquilo em que o conjunto (organização) efetivamente acredita, correspondendo no eu creio, ou na fé que o pensamento coletivo tem. É a fé ou a sinergia do QEC.

METÁFORA CEREBRAL (QI)

Representa a parte cognitiva e intelectual da cultura que impacta no planejamento, desenvolvendo e integrando objetivos, políticas, diretrizes e estratégias de forma que possam ser transformados em ações de gestão estratégica e em projetos que possam ser plenamente executados.

a) O conjunto da metáfora cerebral é idêntico ao conjunto de instrumentos do planejamento estratégico convencional, entretanto, no modelo holístico-transcendental recebe também toda a carga do sonho ou da visão transcendental. Inclui valores emocionais e espirituais, agregando o credo composto por missão, valores, filosofia e princípios dessa nova abordagem.

b) Portanto, o conjunto cerebral trabalha também com esses novos componentes em sua gestão estratégica em busca da configuração da vantagem competitiva a partir do seu grande diferencial, ou seja, do seu elevado QEC.

c) No modelo atual e convencional de gestão, tem-se que, nos negócios, a paz é um elemento cada vez mais raro, pois a existência de competidores agressivos está mais presente e circunstancial.

d) Entretanto, no modelo com inteligência espiritual (QS) com valores transcendentais e espirituais, não há espaços para contendas, pois o diferencial da empresa com liderança espiritualizada não está somente na sua tecnologia ou na sua capacidade de concorrer no mercado, mas fundamentalmente nos valores essenciais do respeito e do amor coletivo e da motivação na organização. Desse modo, a empresa que pretender superá-la terá que trilhar o mesmo caminho, mas com um índice emocional-espiritual ainda maior, oferecendo maior satisfação para obter fidelidade.

METÁFORA CORPORAL E EMOCIONAL (QE)

Caracterizada pela parte físico-funcional da organização e que recebe a ação estratégica de fazer acontecer. No modelo de liderança espiritualizada, inclui-se não apenas a estrutura física, os recursos e a tecnologia, mas essencialmente as pessoas com suas emoções e que processam essas ações, daí a importância de se incluir toda a visão ampliada e todos os métodos humanizados no processo operacional, com gestão das emoções.

A dimensão corporal é a parte que faz acontecer e por isso é o campo da aplicação de todo o processo e de onde resultará a lucratividade, a rentabilidade e essencialmente a otimização e a perenidade do conjunto.

É nessa dimensão que se aplica de fato os princípios, a filosofia e se agregam os valores do credo institucional, transferindo do transcendental-espiritual e do cerebral para o corpo, tornando-se tangíveis os valores estratégicos e os transcendentais espirituais.

O processo espiritualizado pode ser sentido pelos níveis emocional, motivacional e de respeito pela organização que se expressam pela fidelidade. Esse é o grande diferencial da organização que opta pela liderança espiritualizada, transcendental físico-emocional-espiritual, pois são princípios e valores que vão muito além da prática comum do mundo corporativo. É, de fato, o grande ou talvez o único e definitivo diferencial, pois com ele se obtêm todos os demais.

Liderança espiritualizada destacada para entusiasmo é a chave para o dinamismo e a fonte da criatividade, da saúde, da energia vital e essencialmente da qualidade e do sentido da própria vida.

■ ESPIRITUALIDADE (QS)

Tem a ver com significado e sensibilidade e está diretamente ligada ao coração e à alma, ao clima, portanto, na organização, a espiritualidade não está nos processos mecanicistas, mas nas relações, no respeito, na cultura, no atendimento e no provimento das necessidades. Espiritualidade nas organizações é o caminho sensitivo, intuitivo e de revelação superior no trabalho.

■ A ESPIRITUALIDADE E A SABEDORIA NA GESTÃO DE ORGANIZAÇÕES

Não é comum ouvir falar de amor e de espiritualidade nas organizações, ouve-se sobre lucros, resultados, processos tecnológicos, estratégias competitivas, mas, sobre sabedoria, espiritualidade, intuição e outras essências da criatividade e da harmonia, são raríssimas as oportunidades de se estudar e comentar. Entretanto, a essência da prosperidade está exatamente na coesão desses princípios.

As escolas de administração nunca ensinam princípios subjetivos ou de intuição e de criatividade espiritual para os acadêmicos, ensinam tão somente metodologias do processo administrativo, operacional e de tomada de decisão, levando os futuros executivos aos processos, cada vez mais, mecanicistas e pragmáticos.

Não se vê sequer teses ou dissertações com pesquisas qualitativas, com métodos de pesquisa-ação. Na academia, observam-se apenas trabalhos de estudo de casos e com o emprego de métodos de pesquisa operacional, o que é uma pena, pois com esses métodos não se alcançam a alma e o espírito da organização.

As organizações que esperam alto desempenho somente terão sucesso se respeitarem seus talentos e valorizarem sinceramente a participação das pessoas, gerando confiança, compromisso e envolvimento.

O MODELO DE GESTÃO ESPIRITUALIZADA

O modelo de gestão espiritualizada é perceptível em organizações em que os colaboradores são entusiasmados, motivados e especialmente felizes, sendo essa uma das suas principais características, pois a gestão holística ou quântico-espiritual conduz o clima da organização para esse estado de alegria, com resgate da autoestima coletiva.

Isso ocorre porque as pessoas gostam que acreditem nelas, que reconheçam o seu valor. As pessoas são sensíveis, emotivas e intuitivas e por isso gostam de acreditar e de confiar nos colegas; gostam de desafios, de segurança, de inter-relacionamentos e especialmente da comunhão de valores.

As empresas que seguem as leis espirituais participam da comunidade e da solução de seus problemas, por isso são vencedoras, pois tratam com espiritualidade não apenas na vida comunitária, mas na condução de seus negócios. Nesse tipo de organização, o processo de sentir e de intuir é muito relevante e a presença espiritual da força ondulatória do bem é sensivelmente perceptível.

Na área de gestão do conhecimento e do processo das organizações que aprendem, as leis espirituais são mais facilmente percebidas, onde fé, dignidade, integridade, respeito, motivação, reconhecimento de talentos e valorização do ser humano formam a alma da organização. Fazem parte de uma dimensão espiritual. Se as pessoas acreditarem nesses processos, a dinâmica será altamente sinérgica.

■ EMPRESAS QUE PRIORIZAM A GESTÃO E O "BOM NEGÓCIO"

As organizações já estão compreendendo que "bons negócios" são aqueles que trazem benefícios para todos e estabelecem relações de respeito, fidelidade, dignidade e compartilham sua visão holística de negócios com a comunidade em geral.

Fidelidade e credibilidade em uma organização são pontas de um mesmo processo de respeito e reciprocidade, mas para alcançar é preciso manter um senso de justiça, com um sistema justo de remuneração, respeito à diversidade, prestação de serviços e humildade dentro de uma abordagem integrada que garanta a efetividade e a afetividade nas relações.

A questão de justiça é a base para imparcialidade e gera credibilidade no grupo, inspirando confiança, o que permite a adoção de métodos abertos e participativos na tomada de decisões.

No aspecto de justiça na remuneração implicam equidade e participação nos lucros. A justiça deve ser o princípio no qual se assentam a partilha dos lucros, a reciprocidade e o reconhecimento da força do elemento humano na organização, com fatores de resultados positivos e do lucro.

A prestação de serviços de uma organização tem por obrigação social almejar a satisfação do cliente e, quando o trabalho é executado com o verdadeiro espírito de servir, beneficia não somente a empresa, mas também todos os envolvidos nessa cadeia de serviços, incluindo clientes, fornecedores, acionistas e membros da comunidade em geral, dando novo sentido espiritual ao trabalho.

Cuidar dos outros e ver isso como um fator importante, não apenas para a organização ou sistema social, mas para o verdadeiro sentido de servir, cria um propósito e um sentido mais elevado do trabalho na conscientização do trabalhador.

Nos serviços essenciais e de organizações sociais, tais como hospitais, organizações do terceiro setor, escolas e outras, essa satisfação é um verdadeiro objetivo e uma missão espiritual, dentro de uma lógica não apenas corporativa, mas também de servir ao próximo.

A espiritualidade não é incompatível com lucros, entretanto não se compra espiritualidade nem se torna espiritual apenas com o propósito do lucro, antes dos resultados econômico-financeiros, uma organização, além de sua tecnologia e consistência operacional, deve ser fundada no amor e nas virtudes, pois traz suas próprias recompensas.

■ LÍDERES COM PERFIL DE LIDERANÇA POSITIVA

Líderes com perfil de liderança positiva realmente querem construir empresas de alta *performance* e que tenham perenidade ou grande durabilidade, excelência, integridade e legado. Querem que suas empresas sejam amadas e respeitadas por seus funcionários, e que seus parceiros, fornecedores e clientes confiem nelas, e que sejam valorizadas pela sociedade, constituindo-se em um patrimônio intangível de maior valor de marca e do que o próprio valor patrimonial, pois essas empresas querem negócios de honra.

Geralmente essas empresas dirigidas com liderança positiva querem impactar uma cidade, o mercado, a nação e até mesmo o mundo, e seus clientes internos sentem-se honrados em participar de organização com esse perfil.

Os processos de liderança positiva nas organizações e junto aos líderes de alta *performance* devem despertar a prática de olhar além da superfície e iluminar os valores centrais, os motivos e as crenças empresariais com honra e que alcancem as emoções e toquem os corações.

▪ LÍDERES ORIENTADOS PELO PROCESSO DE LIDERANÇA POSITIVA

Os líderes de alta *performance* orientados pelo processo de liderança positiva aprendem a caminhar na verdadeira identidade e a administrar com excelência os relacionamentos, bem como promover a cultura nas equipes da organização. Entendem que o principal cliente é seu corpo de colaboradores, pois eles, quando alinhados a essa filosofia e metodologia de trabalho e liderados positivamente, entendem e atendem os clientes externos dentro desse mesmo princípio.

Não existe nada mais digno do que ajudar as pessoas a construírem vidas, relacionamentos e cultura com honra e especial no campo dos negócios, pois isso gera uma atmosfera com propósitos positivos e que permitem construir legados.

Nessas organizações, cada um dos membros é especialmente motivado a buscar o significado de vida e o que representa ver o que é maravilhoso e milagroso em outras pessoas e apreciar, admirar, amar, reconhecer e responder a elas positivamente e da maneira que merecem.

Isso gera uma mentalidade e identidade de riqueza com confiança e respeito que emanam dos aconselhamentos e práticas dos líderes de alta *performance*, que resultam em uma cosmovisão de altíssimo valor e de cuidado com o ambiente e especialmente com as pessoas.

▪ LÍDERES NA CONSTRUÇÃO DA IDENTIDADE ORGANIZACIONAL

A principal visão do líder com liderança positiva é a cosmovisão em relação aos clientes internos que se embasa nos seguintes pontos: generosidade, serviços, visão de longo prazo, trabalho em equipe, recompensa pelo serviço fiel, valorização dos membros da equipe, disposição para encarar as verdades difíceis, humildade, disposição para mudanças e liderança servidora.

Adotando esses pontos essenciais, cria-se a identidade do negócio focada na metodologia de liderança positiva de alta *performance*, que se equilibra no verdadeiro sucesso nos negócios e na vida. Permite a busca de metas baseadas na conexão saudável, da interdependência e da família (sentido de família no grupo, organização ou no time: família da organização).

Para construir essa identidade de família na organização ou nos times organizacionais é preciso vencer a batalha do medo e aprender a caminhar nessa identidade que constrói e fortalece alicerces que sustentam e protegem as equipes e/ou da organização nos relacionamentos de negócios.

A lucratividade é o objetivo principal de uma organização e deve ser objeto de atitudes corajosas, confiantes, poderosas e de prosperidade, e que permita avançar nos processos de honra. Não pode ser apenas o lucro pelo lucro, mas o lucro com honradez, pois antes de tudo é preciso oferecer honra nos relacionamentos de negócios.

A lucratividade com honra faz com que se aprenda a superar o medo e permite abraçar a identidade e cultivar a mudança propositiva, saudável e sustentável em todos os sentidos. Sempre com base na motivação de valores pétreos de honra nos relacionamentos, o que leva a um alto nível de comprometimento com a honestidade nos negócios em todos os níveis do ecossistema relacional, e isso deve ser uma prioridade focal para honrar e ser honrado nos negócios.

O diferencial e a vantagem que as organizações têm em suas lideranças não são apenas o conhecimento individual e o talento ou habilidades, mas essencialmente o princípio positivo que permite oferecer o melhor para seus colaboradores e clientes e para isso valorizam a motivação interna, compromissos de caráter, engajamento total, foco no servir e prontidão para assumir responsabilidades e compromisso com as decisões.

MANTENDO CONEXÕES SAUDÁVEIS PARA A MISSÃO COMPARTILHADA

Líderes com liderança positiva e alta *performance* orientados utilizam o princípio de fazer o que é excelente e correto com amor e respeito às pessoas, por isso trazem a característica de grandeza no trato com as pessoas e com os negócios que administram. Esses líderes atuam com experiência de conexão saudável e criam oportunidades para relacionamentos igualmente saudáveis e, para isso, investem tempo e recursos nesses relacionamentos pessoais e profissionais, pois sabem que uma pessoa respeitada reconhece quando está sendo honrada e por isso retribui igualmente com honra.

A declaração de missão compartilhada deve demonstrar claramente a prioridade de elevar a qualidade de vida dos colaboradores e de suas famílias, criando um ambiente em que cada colaborador possa alcançar seu potencial e ser recompensado pelo sucesso da organização e seu próprio sucesso. É aplicar o entendimento que o colaborador é fator de riqueza com honra para a organização.

■ LÍDER POSITIVO E A CHAMA DO PROPÓSITO

O verdadeiro líder de alta *performance* tem por objetivo manter a chama do propósito viva em uma organização fazendo e desenvolvendo as interconexões dos grupos e equipes de forma a alcançar alto grau de sucesso nos resultados alinhados pelo bem comum. Por isso os grupos sociais, os times, as equipes dentro da organização olham para os líderes de alta *performance* em busca de inspiração e encorajamento, pois esses colocam combustível no processo e transformam os colaboradores e equipes. Inspira a serem não apenas condutores da tocha do propósito e dos resultados com honradez, mas a serem a própria tocha do sucesso.

Esses líderes, agentes da liderança positiva, desenvolvem e aplicam os princípios da liderança servidora e da liderança espiritualizada. Eles se veem a si próprios como líderes servidores e responsáveis por fortalecer seu pessoal e as expectativas, para que a equipe, a empresa ou a organização possam servir e atender as necessidades dos clientes. Criam oportunidades para atribuir responsabilidades, mas ao mesmo tempo protegem a liberdade e oferecem apoio para exigir resultados.

Esse processo faz aflorar outros líderes positivos que promovem o alcance do propósito e torna o pessoal receptivo e responsável por seu trabalho. Isso significa empoderar as pessoas dando a elas a liberdade de agir e serem verdadeiramente responsáveis por seus resultados.

Esses líderes são responsáveis por garantir que os mesmos padrões e expectativas de comportamento e de resultados se apliquem a todos, pois as pessoas no alto da pirâmide são tão responsáveis quanto os que estão na base.

■ CONCLUSÃO

O líder positivo (LP) de alta *performance* desenvolve um padrão pleno, integral e positivo que transmite o sentido de:

- Ajudar a equipe a receber amor respeito e fazê-la descobrir a identidade com honra.
- Demonstrar muito bem a prioridade de administrar relacionamentos honrando compromissos.
- Capacitar a equipe para que possa crescer e se desenvolver respeitando a liberdade e oferecendo apoio para que possa exigir resultados.
- Proteger a equipe oferecendo *feedback*.
- Levar a equipe a se superar e cultivar a honra.
- Escolher conexão de integridade e intimidade saudável.
- Praticar a comunicação assertiva.
- Praticar a responsabilidade saudável.
- Sustentar a busca da excelência com encorajamento.
- Assumir responsabilidades.
- Servir com generosidade.
- Perseguir a visão de longo prazo.
- Deixar legados.
- Alcançar o sucesso pleno: profissional, social e familiar.

Vale reforçar que não se pretende buscar uma nova teoria ou um modismo acadêmico para os processos de gestão, mas uma nova abordagem. A visão holística com componentes da vertente qualitativa e espiritual no processo de formulação de estratégias competitivas objetiva não apenas a maximização dos lucros, mas a otimização de resultados globais e comuns para toda a cadeia de relacionamentos.

Nesse sentido, a gestão positiva e espiritualizada direciona-se para o alvo da excelência de produtos e serviços, com qualidade de vida no trabalho, além de compromissos e responsabilidade de todos os integrantes do processo, visando a satisfação, efetividade e fidelidade de todos os elos da cadeia corporativa.

■ BIBLIOGRAFIA

Borba VR. Integralidade convergente. Rio de Janeiro: Editora DOC CONTENT; 2014.

Borba VR. Marketing de relacionamento para organizações de saúde: fidelização de clientes e gestão de parcerias. São Paulo: ATLAS; 2004.

Borba VR. Espiritualidade na gestão empresarial. Rio de Janeiro: Editora Qualitymark; 2011.

Borba VR, Lisboa TC, Garcia B, Pereira G, Oliveira JL, Morimolo J, et al. Liderança e Inovação: a marca do líder internacional. Como construir-se líder de gestão padrão mundial. São Paulo: Sarvier; 2019.

Borges DF. Os es da gestão. São Paulo: Editora Ser Mais Ltda.; 2013.

Borges DF. Como vencer a crise: superando desafios com liderança estratégica e inteligência espiritual. Divinópolis MG: Editora Gulliver – Selo Artigo A; 2016.

Chamine S. Inteligência positiva. São Paulo: Editora Fontanar; 2013.

Covey SR. O 8º hábito: da eficácia à grandeza. Rio de Janeiro: Elsevier; 2005.

Goleman D. Inteligência emocional. Rio de Janeiro; Ed. Objetiva; 1996.

Gilley K. Liderança com o coração aberto. 9ª ed. Trad. Paulo César de Oliveira. São Paulo: Cultrix; 2003.

Guimarães G. Liderança positiva. São Paulo: Editora Évora; 2012.

Hasson B, Silk D. Negócios de honra: restaurando a essência dos negócios. Brasília, DF: Editora Chara; 2018.

Losier MJ. O propósito da sua vida. Rio de Janeiro: Editora Casa da Palavra – LEYA; 2017.

Marcic D. Como administrar com a sabedoria do amor. 9ª ed. Trad. Marcus Rogério Tavares Sampaio Salgado. São Paulo: Cultrix; 2003.

Mountian S. Hama T. Teoria da abrangência: um conhecimento inédito de transformação e mudança nas organizações. São Paulo: Cultrix Amaná-Key; 2001.

Ueda M. Liderança positiva. O resgate dos pontos fortes do Flow e dos significados de nossa vida. Rio de Janeiro: Editora Qualitymark; 2014.

Shelton C. Gerenciamento quântico. São Paulo: Cultrix-Amaná-Key; 1997.

Tranjan RA. A empresa de corpo, mente e alma. 5ª ed. revista e ampliada. São Paulo: Editora Gente; 2004.

Vianna MAF. A empresa ponto ômega. Editora Gente: São Paulo; 1996.

CAPÍTULO 5 | Roberto Gordilho

LIDERANÇA NA PRÁTICA

■ INTRODUÇÃO

"Se você quer um trabalho bem feito, faça você mesmo". Essa é uma retórica que por muito tempo caracterizou o perfil de gestores e líderes dentro das instituições de Saúde. Não há mais espaço para uma organização de um homem só – o tal do herói que resolve problemas e apaga incêndios sozinho todos os dias. É fundamental que a liderança seja compartilhada e, para tanto, precisamos aprender a torná-la mais horizontal.

Uma série de mudanças acelerou a percepção do mercado para a importância de uma liderança mais humana. Tivemos a crise provocada pela pandemia da Covid-19, que não apenas enfraqueceu as amarras do perfil de chefia dos líderes tradicionais, como também acelerou a adoção de novas tecnologias e uma postura mais inovadora diante das necessidades individuais dos colaboradores.

Então, vamos falar agora sobre os perfis de liderança e as principais estratégias para transformar equipes em times e líderes em profissionais que geram inspiração e fonte de ensinamento.

LIDERANÇA BASEADA EM DADOS É DIFERENTE DA EMPÍRICA

A liderança analítica, baseada em dados, distancia-se muito do agir pelo empirismo, da experimentação. Trata-se do amadurecimento profissional proporcionado por meio da coleta e análise dos dados gerados diariamente pelos processos e atuação dos times. É justamente com essas informações que a liderança pode promover o desenvolvimento e aprendizado das pessoas alinhando os objetivos do negócio e suas metas (de qualidade e produtividade, por exemplo).

O que é preciso, porém, para liderar com base nos dados?

Em primeiro lugar, é necessário extrair os dados. E isso deve acontecer a partir de uma série de estratégias fundamentais para a boa gestão dos processos, rotinas e projetos. Ou seja, ao encabeçar um projeto, é preciso traçar um planejamento, estruturá-lo em metas e objetivos que devem ser alcançados em períodos de entrega preestabelecidos. E, ao longo de todo o percurso, o líder deve extrair os dados, monitorar, acompanhar e usar os indicadores para tomar as decisões pertinentes, garantir uma entrega com qualidade, engajamento e aprendizado dos times.

Contudo, a estratégia de liderança não pode blindar os dados. Ou seja, eles devem ser compartilhados estrategicamente com todos da equipe, afinal a coleta de dados acontece em todo o processo, desde a elaboração da estratégia até a execução.

PLANEJAMENTO ESTRATÉGICO

Como em qualquer negócio, é preciso ter um norte, um plano a seguir. O planejamento estratégico é um processo sistêmico que permite à organização estabelecer um caminho a ser seguido para conquistar os objetivos. É preciso levar em consideração o contexto da instituição, cenários interno e externo, além de definir metas e marcos temporais nos quais elas serão atingidas (ver capítulo 3).

Após a elaboração de um planejamento estratégico bem traçado, é preciso desdobrá-lo em ações que serão tomadas em curto, médio e longo prazos (os marcos temporais). Esse é o início da elaboração do plano de ação. Ele é fundamental para colocar em prática as estratégias e processos necessários para que os objetivos sejam conquistados por meio de cada meta estabelecida, monitorada e metrificada.

Com o mapa em mãos, gestor e líder têm conhecimento sobre como o negócio deve funcionar e quais são as ações que devem ser distribuídas entre as equipes. Cada tarefa deve ser acompanhada, medida e comparada com base em indicadores que fornecem informações fundamentais para a tomada de decisão.

OS MARCOS

É crucial segmentar as metas e objetivos em marcos temporais: anual, mensal, semanal e diário. Dentro de cada marco, o líder deve se valer de indicadores para metrificar e acompanhar o desenvolvimento das atividades e *performance* das equipes. Afinal, é por meio dos indicadores que as ações são convertidas em números, em dados, que precisam ser medidos e monitorados com base no que foi definido no planejamento estratégico.

Na prática de liderança, o líder deve assumir papel de mentor para que o engajamento seja uma realidade em cada membro da equipe. Para que as pessoas compreendam o que delas é esperado, é essencial que as informações sejam comunicadas de forma clara e concreta. Ou seja, os dados não devem ser de uso exclusivo dos profissionais de gestão e liderança. Eles devem ser transformados em informações que sejam transmitidas de forma compreensível, de acordo com o perfil e campo de atuação de cada colaborador ou grupo de trabalhadores. É dessa forma, colaborativa e com extenso uso dos dados traduzidos para a realidade individual, que o engajamento deve ser trabalhado pelo líder.

IMPORTÂNCIA DO ACOMPANHAMENTO

Liderar com base nos dados é ter a habilidade de distribuir responsabilidades e acompanhar a qualidade, produção e desenvolvimento do trabalho. Monitorar os dados permite ao líder enxergar onde existe um gargalo e agir da melhor forma para corrigi-lo.

Todo e qualquer processo de gestão pode parecer simples, porém, não é fácil. Demanda que o profissional tenha disciplina, organização, método, estruturação do trabalho, monitoramento e, no caso do líder, é fundamental usar os dados para garantir o sucesso operacional e, principalmente, desenvolver pessoas.

Liderar é um processo contínuo de aprendizado: o líder ensina e também aprende ao longo de todo o processo. Dessa forma, a medição permite que boas práticas sejam repetidas pelas equipes, o que se torna um processo de aprendizado estratégico.

LIDERANÇA BASEADA EM DESAFIOS – TUDO A VER COM A ESTRATÉGIA

Já que estamos falando sobre liderança, não é demais reforçar que desenvolver o time é o principal papel de um líder. Dentro das organizações de Saúde, é fundamental que as equipes tenham desafios que promovam o crescimento profissional e individual de cada colaborador. Nessa estratégia, o líder conecta interesses organizacionais e dos próprios colaboradores para promover desafios periódicos, de acordo com os marcos e as metas do trabalho. É por isso que a liderança baseada em desafios também favorece o crescimento do líder, que a cada dia deve formular ensinamentos que estejam relacionados com o processo de evolução do time.

Quando as pessoas são motivadas, a obtenção de resultados acontece de forma fluida e beneficia tanto a instituição quanto as próprias pessoas. Na verdade, o líder deve estabelecer objetivos que sejam compartilhados por toda a equipe. O resultado não pode ser o único foco da liderança. Pelo contrário, ele surge de maneira natural quando as pessoas entendem as metas e o que é preciso ser feito para alcançá-las. Ou seja, o líder deve se preocupar também com o bem-estar e o desenvolvimento profissional de cada integrante do time.

E aqui emerge outra importante habilidade do líder dentro da liderança baseada em desafios: eles devem ser propostos de maneira que as pessoas percebam como elas podem crescer e se desenvolver dentro da organização. É uma estratégia que requer perspicácia e conhecimento sobre o perfil de cada colaborador do time. Afinal, para que um desafio não seja encarado como problema, empecilho, ele deve estar conectado com as aspirações pessoais dos liderados. Além disso, para que o andamento do trabalho não seja prejudicado, os desafios também devem retornar em resultados e metas alcançadas.

Para se ter ideia, uma pesquisa realizada em 195 países pela Gallup[1] apontou que apenas 13% dos funcionários estão engajados no trabalho. Ainda, conforme o levantamento, o desengajamento gera desperdícios de aproximadamente U$1 trilhão por ano. E são os profissionais de gerenciamento que respondem por 70% do engajamento.

---

[1] Disponível em: https://pmigo.org.br/desenvolvimento-de-lideranca-atraves-da-aprendizagem-experiencial/. Acessado em 01/03/2022.

Desenvolvendo equipes

Na liderança baseada em desafios, esses devem ser entregues com o propósito de permitir o crescimento das pessoas ao alcançar as metas da empresa. Antes, contudo, o líder deve conhecer bem a equipe que lidera. O primeiro passo para desenvolver times é avaliar o nível de preparo dos profissionais. Com isso, o líder tem a visão de como melhorar a qualificação da equipe por meio de treinamentos e medições constantes quanto à produtividade e à qualidade das entregas. Em seguida, é preciso estabelecer os objetivos. Tudo parte de onde se quer chegar. Não existe liderança sem objetivo. Pode existir chefia, mas liderança não!

Por isso é importante trabalhar a motivação, o convencimento, estimular a comunicação efetiva e estabelecer rituais de troca – que muitas vezes está implícita em todo o processo de relacionamento e gestão de equipes.

Além de compartilhar objetivos e metas, é importante permitir que, sempre que possível e quando fizer sentido, todos façam parte do processo de tomada de decisões. Cada área dentro da organização não atua de forma isolada. Por isso, sempre é preciso pensar em novas formas de interação para tornar as entregas mais eficazes. Os membros da equipe devem ser encorajados a apresentar soluções e novas propostas de trabalho nesse sentido.

Outra importante transformação na liderança é a humanização. O líder precisa estar acessível e ter um relacionamento mais flexível com os liderados. Assim, as pessoas sentem confiança e apoio para compartilhar e assumir os desafios diários. Também é essencial compartilhar experiências, conhecimentos e reconhecer a produtividade dos liderados. Isso permite criar credibilidade na relação com as equipes.

Líder evangelizador

Ao trabalhar a liderança baseada em desafios, que proporciona o engajamento e empoderamento dos liderados com o compartilhamento de dados e objetivos, o líder também evolui e ganha maturidade profissional. Para a organização, um grande benefício desse crescimento conjunto é ter um líder evangelizador. Trata-se da pessoa que está disposta a mostrar as qualidades da instituição, defender e difundir seus valores. Esse perfil de líder tem grande intimidade com a organização e as rotinas que estão em andamento. Por isso, sabe como motivar as pessoas a fazer parte da evolução e avançar no crescimento individual.

O processo de desenvolvimento de pessoas é gradual e contínuo. O líder deve estar sempre atento à forma como as pessoas estão progredindo dentro da organização e propor desafios constantes para otimizar esse crescimento. Nesse sentido, as pessoas podem contribuir de forma efetiva para o alcance das metas e resultados, além de estar engajadas com os propósitos da instituição. O amadurecimento profissional do líder acontece em conjunto com essa estratégia.

EMPODERAMENTO DOS LIDERADOS E O DESAFIO DE DESENVOLVER PESSOAS

O maior papel de qualquer líder é desenvolver pessoas. Nesse sentido, um fator crucial para o engajamento e conexão entre os times é estruturar objetivos compartilhados. Ou seja, o líder deve construir objetivos compartilhados com o time norteados pelo planejamento estratégico, que serão acompanhados pela equipe em marcos temporais (curto, médio e de longo prazos). Assim, cada pessoa deve entender seu papel dentro do conjunto para atuar de forma colaborativa.

Se a liderança é baseada em dados, ou seja, é analítica e fornece aos colaboradores as informações que amparam uma boa tomada de decisão, o empoderamento surge de forma natural. Afinal, cada um sabe o que deve ser feito para atingir o objetivo e quais são os dados de parâmetro para manter o trabalho de acordo com o planejamento.

Quando a equipe entende o que está acontecendo, o que está funcionando ou não e tem informação que permite a identificação dos gargalos operacionais, o líder não precisa tomar todas as decisões sozinho. Isso representa evolução na maturidade desse profissional. Trata-se de um movimento de transformação da atuação da liderança: ela pode se tornar menos acompanhadora e mais direcionadora, agindo de maneira complementar e educativa. É aqui que o líder assume outra importante responsabilidade.

Para que as pessoas tenham autonomia e autoridade (e sejam empoderadas), elas precisam não apenas de informações relevantes para orientação de suas atividades, tomada de decisão e assumir responsabilidades.

Também é necessário que aconteça o aprendizado a respeito de cada ação no desenvolvimento de um processo ou projeto de negócio. Por isso, o líder deve ter a habilidade de orientar e ensinar, fazer-se mentor para seus liderados. A estratégia aqui é aplicar treinamentos frequentes, revisão de processos e rotinas, *feedbacks* claros e condizentes com o perfil de cada profissional. E, antes de tudo isso, o líder deve ter a capacidade de aprender.

Portanto, o próprio líder tem de estar em constante atualização de conhecimentos e desenvolver novas habilidades de gerenciamento, além de manter a evolução de suas capacidades técnicas. Ele se torna um exemplo para o time quando demonstra potencial para a resolução de conflitos e assume a frente das responsabilidades perante a equipe. É com esse processo de transformação profissional que o líder se mostra um mentor para seus liderados.

Demonstrar habilidades de liderança permite que as pessoas confiem no líder e permitam ser lideradas. Afinal, ele consegue orientar e resolver as questões de forma dinâmica e com autoconfiança.

Executar bem os processos de gestão demanda trabalhar com indicadores, dominar estratégias para a melhoria dos processos, coletar, interpretar e compartilhar os dados. Dominar as técnicas de gestão é a demonstração prática de que o líder conhece as ações do projeto e sua importância para conquistar os resultados.

Esse conhecimento, contudo, não demanda que o líder domine profundamente cada atividade dentro do processo de gestão. Trata-se de um nível de maturidade e intimidade com o projeto tal que seja possível ao líder mostrar o caminho e delegar responsabilidades para as pessoas de acordo com suas especialidades profissionais e perfil de atuação. É por isso que um gestor, por natureza, deve ser um líder. Porém, nem todo líder precisa ser um gestor.

■ ACABOU A ERA DO SIMPLES COMANDO E CONTROLE, ENTRAMOS ENFIM NO SÉCULO XXI

Comando e controle são expressões que representam o domínio do poder de processos empresariais e gestão de pessoas. Também qualifica o perfil de liderança e gestão que, apesar de ser um modelo ultrapassado para os negócios, ainda se faz presente em algumas organizações de Saúde que não se adaptaram aos novos tempos. Apenas comandar e controlar fazem com que a criatividade seja minada. As pessoas não se engajam e enxergam no líder que tem esse perfil um dificultador do trabalho. Com tantas transformações acontecendo na Saúde, é imprescindível que gestores e líderes atualizem suas práticas e tenham uma gestão de equipes mais humana e participativa.

Com as novas tecnologias, as pessoas podem ampliar suas conexões e ter acesso fácil a múltiplas informações. A troca de experiências ganhou profundo valor para as relações. Isso torna ainda mais valiosa e democrática a comunicação. Fatores como empatia e escuta ativa se sobrepõem ao foco centrado na tarefa. O líder deve enxergar as pessoas por trás de cada profissional. Apenas comandar e controlar tornam as relações mais frias e mecânicas. Dificilmente a inovação acontece dentro de uma organização que ainda pratica esse modelo (arcaico) de liderança.

FLEXIBILIZANDO A LIDERANÇA

O bem-estar das pessoas reflete diretamente na produtividade. Quando um liderado se apresenta desmotivado e com baixo foco no trabalho, é preciso promover o diálogo de forma que o líder se comporte como facilitador e mentor. O que acontece em parte das instituições é que a gestão, muitas vezes, não enxerga as estratégias por trás da liderança. Ao se aproximar de um liderado, compreender e se aproximar da sua realidade, o líder consegue absorver informações importantes para a gestão do time.

Vamos reforçar alguns conceitos importantes para essa temática:

- **Desafios** – na liderança baseada em desafios, é fundamental que o líder saiba dosar as proposições de crescimento individual e obtenção dos resultados. Para tanto, é preciso saber em que momento cada pessoa se encontra. Se houver problemas pessoais, por exemplo, poucas serão a atenção e energia aplicadas para um novo desafio. É preciso identificar os fatores que geram desmotivação, oferecer suporte e orientação antes de envolver o liderado em um novo desafio.

- **Dados** – sim, novamente os dados. Afinal, os dados têm-se tornado um ativo cada vez mais essencial para a tomada assertiva de decisões.

Na gestão orientada por comando e controle, dados e informações relevantes para a tomada de decisão ficam restritos às hierarquias mais altas. Dessa maneira, a atuação e o crescimento da equipe são limitados e o processo de resolver intercorrências é pouco ou nada dinâmico. Para evitar esse cenário, o líder deve não apenas compartilhar os dados e permitir que cada membro da equipe participe (em seu nível) da tomada de decisão. É preciso interpretar os dados e entregar ao time informações claras e que estejam alinhadas com o trabalho que está sendo desenvolvido.

AMBIENTE

Outro fator negativo da gestão orientada por comando e controle é a falta de equilíbrio do ambiente de trabalho. Em instituições com gerenciamento rígido e ditatorial, a escolha pelo modelo de trabalho é feita de forma vertical, sem considerar a opinião dos colaboradores e o preparo individual. Já na liderança focada no engajamento e na relação humana entre as pessoas, a escolha é mais participativa. O líder apresenta-se como facilitador, oferecendo treinamentos e atualizações para que as equipes tenham um processo de adaptação mais natural, principalmente para as novas formas de trabalho. Cada pessoa tem mais liberdade para opinar e defender melhor a forma de atuar, considerando os resultados a serem alcançados por toda a equipe e também as metas do negócio.

O líder que está em sintonia com as transformações promove um ambiente de trabalho mais agradável e acolhedor. As pessoas sentem-se mais seguras para tomar suas decisões e compartilhar seus anseios. Direitos, diversidades, características individuais são respeitados e fazem parte do conhecimento que permite ao líder elaborar estratégias voltadas para o crescimento dos liderados e focar nos resultados. Para as organizações de Saúde, o modelo de comando e controle, muitas vezes, reflete negativamente inclusive na experiência dos clientes. Ou seja, se os times estão desmotivados e não podem agir com criatividade, as entregas acontecem sem considerar o relacionamento com os usuários. Para os times que lidam diretamente com o público, a falta de humanização do relacionamento interno pode ser transmitida no relacionamento com os clientes.

O papel da liderança é fortalecer o propósito e disseminar os valores da organização. O líder deve conduzir a rotina facilitando a atuação das pessoas e promovendo o crescimento individual. A troca deve acontecer de forma natural por meio do relacionamento e comunicação entre líder e liderados. Equipes motivadas se tornam empoderadas pelo compartilhamento e interpretação de dados e informações necessárias para a tomada de decisão. Os talentos se destacam e encontram na instituição o caminho para continuarem se desenvolvendo. Todo esse ambiente é construído estrategicamente pelo líder. É um trabalho rotineiro que começa pela substituição do modelo de comando e controle por uma liderança mais humana e participativa.

LIDERANÇA EXPONENCIAL

A sociedade está passando por grandes transformações, e um mundo exponencial exige líderes exponenciais. O momento de aceleração do mundo está causando grande disrupção em todos os setores da sociedade e negócios. E, mais que nunca, as organizações precisam de líderes que estejam adaptados a toda essa transformação.

O uso do termo exponencial tem relação com o significado adotado na matemática. As funções exponenciais são definidas por multiplicarem o valor ao longo do tempo por meio de uma variável numérica.

Segundo Lisa Kay Solomon[2], diretora executiva de práticas transformacionais da Singularity University, uma liderança exponencial possui quatro perfis bem definidos. Um líder capaz de enfrentar as exigências dessa nova era deve alinhar esses quatro perfis e utilizar as habilidades de cada um para guiar o futuro.

Um líder exponencial deve ser:

Futurista

O perfil futurista garante ao líder exponencial a capacidade de se antecipar às mudanças. Esse profissional consegue enxergar mais longe que apenas as projeções lineares baseadas no passado.

---

[2] Disponível em: https://singularityhub.com/author/lsolomon/. Consultado em: 16/03/2022.

Maurício Benvenutti no seu livro "Audaz: As 5 competências para construir carreiras e negócios inabaláveis nos dias de hoje" (editora Gente, 2018) definem essa característica como enxergar a próxima curva. O líder deve ser capaz de olhar para a frente e ver para onde o mercado e as tendências estão apontando. Além disso, ele possui a habilidade de questionar a forma como o trabalho é realizado, analisando as novas possibilidades e estudando como elas podem ser exploradas.

Esse líder do futuro precisa dar espaço para as práticas imaginativas, levando em conta que, apesar das resistências, as mudanças são irreversíveis.

Inovador

Quando pensamos no perfil inovador, nos deparamos com alguém que sabe utilizar os recursos à sua disposição com muita maestria e criatividade, saindo do lugar comum e entendendo que inovação é buscar melhorias o tempo todo. É um profissional que consegue compreender a importância da comunicação (falar e ouvir) como ferramenta para extrair e colecionar *insights* criando novas possibilidades dentro e fora das organizações. O líder inovador tem uma mentalidade que foca no crescimento e está sempre trabalhando soluções e ideias para transpor os obstáculos encontrados ao longo da jornada.

Liderar pessoas dentro da lógica exponencial impõe novos desafios para os gestores, já que precisam motivar os colaboradores a buscar a inovação. Como sempre, o exemplo vale mais que palavras: é imprescindível que o gestor consiga apresentar soluções diferenciadas e estimular a participação do time na construção das soluções. Para isso é fundamental valorizar a liberdade e a autonomia dos profissionais. Quanto mais flexível o modelo de gestão, melhor.

Tecnológico

Além de futurista e inovador o líder exponencial deve também ter um perfil tecnólogo que Sandro Magaldi no livro "Gestão do Amanhã: Tudo o que você precisa saber sobre gestão, inovação e liderança para vencer na 4ª Revolução Industrial" (Editora Gente Livraria e Editora Ltda., 2018) define como a habilidade de entender a lei de Moore, plataformas e tecnologias.

A transformação digital é uma realidade. Portanto, independentemente do setor, é primordial que as lideranças sejam capazes de pensar sobre como seu negócio pode ser (ou melhor, como e quando será) impactado pelo avanço tecnológico.

Humanitário

Dada a nossa vida em sociedade, não é possível pensar uma liderança que não esteja fortemente comprometida com o desenvolvimento e sustentabilidade da humanidade, aí nasce o quarto perfil da liderança que é ser humanitário.

Líderes exponenciais devem conseguir interconectar os 3 papéis citados anteriormente, agir de forma transparente, com responsabilidade social e ambiental para impactar de forma positiva a vida das pessoas e da sociedade.

Marisa Morais em seu artigo no *site* do Instituto Intra[3], "As 4 características da liderança humanizada", faz uma sugestão de caminho para o desenvolvimento da liderança exponencial, ela sugere:

- Elevar a consciência da tecnologia e das tendências exponenciais.
- Criar um senso de necessidade e urgência para as mudanças nas organizações.
- Demonstrar o benefício e o resultado das competências de liderança exponencial.
- Construir uma consciência e inspirar os participantes para transformarem a si e a suas organizações.

De acordo com Marisa Morais, "não há como liderar as organizações nesse ambiente se os profissionais não forem capazes de quebrar os paradigmas, defender uma visão de futuro e entender a si mesmo, estabelecendo um clima organizacional que promova a criatividade, o aprendizado, a adaptabilidade e a velocidade das ações".

A grande questão aqui é como preparar nossas organizações e profissionais para um mundo que exige líderes de alta *performance*.

---

[3] Disponível em: http://institutointra.com.br/blog/conheca-as-4-caracteristicas-da-lideranca-humanizada/. Acessado em: 16/03/2022.

CULTURA DE ALTA *PERFORMANCE* NA SAÚDE

A famosa expressão de Peter Drucker, "A cultura come a estratégia no café da manhã", é um convite para a reflexão sobre a relação entre liderança, cultura e estratégia organizacional. O líder é a figura responsável por desenvolver a cultura entre as equipes. Por sua vez, para que as estratégias tenham efeito, elevem os resultados e promovam o crescimento da organização, devem estar amparadas por uma cultura adaptada ao cenário disruptivo em que as mudanças acontecem em períodos curtos – cada dia mais!

A cultura de alta *performance* reúne um conjunto de comportamentos que fazem com que a instituição potencialize seu desempenho de forma equilibrada em todas as áreas. Trata-se da base motivacional que impele as pessoas para uma melhor *performance*, com foco na obtenção dos resultados, objetivos e metas de maneira inovadora e altamente adaptativa.

E para que todos os níveis atinjam um padrão de excelência, a cultura deve estar intimamente relacionada aos objetivos estratégicos. O mundo da Saúde funcionou por bastante tempo no modelo clássico de planejamento, comando e controle. Respostas rápidas e adaptabilidade acelerada, contudo, mudaram os paradigmas do setor. Desenvolver a instituição nesse ambiente demanda engajamento e compromisso das pessoas.

E na cultura de alta *performance* os executivos encontram benefícios como:

- Resultados extraordinários.
- Maximização da eficiência na entrega de resultados.
- Atuação estratégica.
- Liderança fortalecida e preparada para novos cenários.
- Crescimento organizacional.
- Retenção de talentos.
- Melhor posicionamento dentro do mercado.
- Perenidade do negócio.

E como implantar?

O primeiro sintoma de uma cultura de alta *performance* que realmente funciona é a sensação de que a liderança consegue contagiar a todos. Ou seja, os líderes propagam e divulgam a cultura de forma que as pessoas anseiam por fazer parte dessa realidade compartilhada. Elas assumem os comportamentos como se fosse um modismo. Porém, essa moda deve ser renovada constantemente para que o negócio ofereça integração, inovação e customização dos serviços. Alguns passos são essenciais na implantação da cultura de alta *performance*:

Primeiro passo: a estratégia

Conheça as metas e objetivos da organização. Torne tudo claro e compreensível para todos dentro do negócio. Trata-se de um processo de conhecimento da instituição, para onde ela quer ir, como chegar e como ter uma comunicação fluida entre todas as pessoas inseridas no processo de crescimento.

Segundo passo: aproxime as lideranças

Se cada área da organização for para um lado, o processo de gestão e engajamento não será eficaz. Os líderes devem ser os primeiros a interagir com a cultura e suas transformações momentâneas. Eles devem formar um grupo profissional coeso e que se identifique com as metas e objetivos. Assim, será mais fácil compartilhar e promover a cultura organizacional.

Terceiro passo: a comunicação

Com *feedbacks* claros e individualizados, as pessoas devem ser encorajadas a trocar informações sobre o dia a dia dentro da organização. É no compartilhamento de ideias e estreitamento de relações de confiança que as pessoas compreendem seus pontos fracos e aqueles passíveis de melhoria.

Quarto passo: potencialize as equipes

Para que possam dar o melhor de si e performar melhor, as pessoas precisam de competências e recursos. O treinamento constante e o compartilhamento dos valores da organização permitem criar um ambiente estimulante no qual as pessoas se sentem seguras para inovar.

Quinto passo: adeque os processos de recrutamento

Para uma cultura de alta *performance* eficaz e que traga benefícios e resultados, é fundamental que as novas pessoas dentro da instituição estejam alinhadas com a dinâmica de performar cada vez melhor e em curto prazo. Por isso, o líder deve levar esse valor para as dinâmicas de contratação e recrutamento.

A cultura de alta *performance* é uma via de duas mãos: depende das habilidades e capacidades do líder de motivar, desenvolver conquistar o engajamento do time, ao passo que também o fortalece para encarar novos desafios e saber se adaptar a cenários disruptivos.

RESOLUÇÃO DE CONFLITOS

"As pessoas trabalham melhor quando sabem qual é o objetivo e o porquê. É importante que as pessoas venham trabalhar de manhã e gostem de trabalhar", costuma dizer Elon Musk. Essa máxima do pai do empreendedorismo disruptivo é, também, fundamental para os negócios que buscam alcançar o sucesso. Afinal, sem comunicação não adianta ter as melhores tecnologias, os processos todos mapeados, os profissionais mais gabaritados do mercado ou a melhor liderança: a organização não alcançará a excelência se todos não falarem a mesma língua – entenda-se: conhecer os objetivos e saber como trabalhar para alcançá-los de forma conjunta.

A boa comunicação é, também, fundamental para construir um time de sucesso.

Conheça alguns pontos fundamentais para que você, como líder, consiga formar um time de sucesso e se comunicar bem na sua organização:

Incentive ideias e oriente para resultados

Segundo o IBC Coaching[4], a orientação para resultados é a capacidade que um profissional tem para focar na concretização dos objetivos do serviço e, assim, garantir que os resultados sejam alcançados conforme o esperado. E essa capacidade é também importante para impulsionar o crescimento de outros profissionais da equipe.

---

[4]Disponível em: https://www.ibccoaching.com.br/portal/rh-gestao-pessoas/importancia--comunicacao-eficaz-organizacoes/. Acessado em: 16/03/2022.

Para garantir a orientação para resultados, é fundamental incluir o time desde o início do planejamento da organização. Incentive as ideias de quem lida diariamente com as atividades, sejam elas assistenciais ou de *backoffice*. Dessa forma, constrói-se um plano no qual todos conheçam a fundo suas responsabilidades e, assim, seu papel para o alcance dos resultados.

Promova a colaboração

É fundamental promover a colaboração entre o time e garantir que ela ocorra de maneira fluida.

Aqui a tecnologia pode ser um facilitador, ao lado do gerenciamento de processos, já que tudo o que é conhecido, mapeado e automatizado em um sistema reduz os riscos de ocorrência de erros. E, mais que isso, permite que cada colaborador entenda suas entregas, prazos e necessidades envolvidas em uma determinada atividade.

Delegue responsabilidades e evite o microgerenciamento

Microgerenciamento é um dos principais riscos da liderança em qualquer setor, e na Saúde não é diferente. Se você é um líder que não sabe delegar, corre o risco de ficar sobrecarregado e, mais que isso, de não utilizar todo o potencial da equipe que montou para entregar os melhores resultados para a organização.

Para tanto, meça a capacidade de entrega de cada colaborador e respeite o estágio de evolução deles ao distribuir as tarefas. Dessa forma, delegar se tornará uma tarefa muito mais suave, pois você saberá que pode confiar no seu time e na entrega do resultado.

Dê *feedback*

Uma organização de Saúde é sempre formada por pessoas que executam uma atividade de forma a entregar um serviço para outras pessoas. Só que nem sempre essa forma de executar alcança os resultados esperados. É hora, então, de trabalhar com o *feedback* para aprimorar os colaboradores e a organização como um todo.

O *feedback* pode ser realizado de maneira mais estruturada, por exemplo, com prazos determinados, fazendo uso de metodologias, questionários etc. Mas também pode ser realizado de forma mais fluida, no dia a dia, facilitando assim a comunicação entre o time e o entendimento do que é necessário fazer para alcançar as metas e resultados.

Lembre-se sempre: o objetivo do *feedback* não é criticar o colaborador, mas sim explicar quais são os pontos em que ele está errando e em quais está acertando de forma a incentivar seu crescimento contínuo e, consequentemente, também o da organização.

Seja flexível e aprenda a negociar

A pandemia da Covid-19 mudou para sempre a forma como trabalhamos em todos os setores, só não vê quem não quer. Portanto, flexibilidade é a palavra de ordem em uma organização de sucesso. É fundamental dialogar sempre, negociar prazos, entender quando o colaborador precisa de mais tempo para executar uma atividade ou mesmo quando precisa se ausentar do trabalho para resolver um problema pessoal.

Com o poder de negociação, que também envolve diretamente a comunicação, é possível tornar essas ocorrências corriqueiras dentro de uma empresa muito mais leves e menos prejudiciais para todos os envolvidos, garantindo que não impactem nos resultados a serem alcançados.

Seja acessível

Um líder nunca deve trancar sua porta ou ser tão temido ou ocupado a ponto de que seus colaboradores o vejam como inalcançável. O time precisa entender que pode compartilhar ideias, conversar sobre atividades e eventuais conflitos sempre que precisar, e é papel da liderança criar essa cultura de troca de ideias constante.

Para se tornar ainda mais acessível, crie momentos estruturados para essa troca com o time. Por exemplo, que tal uma reunião semanal para gerenciamento de gargalos? Mas, lembre-se: permita também que essa troca ocorra fora dos momentos marcados na agenda, garantindo, assim, que a comunicação entre líder e equipe seja fluida e eficiente.

Apoie o desenvolvimento

Apoiar o desenvolvimento dos seus colaboradores não é apenas dar cursos, treinamentos e capacitações. Claro que é interessante para toda a organização investir nos profissionais que contrata, mas é preciso, também, mostrar onde se espera que a pessoa chegue e o que é recomenda-do que ela faça por conta própria.

Quer um exemplo? Um relatório lançado em 2021 pelo Fórum Econô-mico Mundial mostrou que as lideranças de 291 empresas ao redor do mundo fornecem cursos de requalificação e qualificação para 62% de sua força de trabalho. Só que apenas 42% delas se engajam nesses cursos. Falta, portanto, o engajamento, exemplo e uma comunicação clara do que é esperado do colaborador quando o assunto é seu desenvolvimento pro-fissional, e essa comunicação é papel do líder.

Reconheça o sucesso

Comemore quando as metas forem alcançadas. Parabenize os colabo-radores diante do time e, quando tiver de dar um *feedback* negativo, faça a portas fechadas. Incentivar a equipe por meio do reconhecimento do sucesso e do alcance dos resultados é uma das formas mais eficientes de mantê-la engajada nas entregas.

E não deixe para comemorar apenas nas festas de fim de ano. Promova pequenas celebrações, recompensas (e não falo aqui só das financeiras, mas também de pequenos reconhecimentos, um chocolate e um cartão escrito a mão quando bem utilizados têm o potencial de multiplicar a motivação e fazer o profissional se sentir lembrado) e nunca se esqueça de incentivar seu time sempre para o sucesso. Isso ajuda a construir uma cultura de equipe e incentiva um ambiente de trabalho mais feliz e mais produtivo.

Trabalhe a resolução de conflitos

Conflito é uma situação rotineira dentro de uma organização e, portan-to, não deve ser visto como um bicho de sete cabeças. Mais uma vez a co-municação ganha destaque no gerenciamento dos conflitos, já que o diá-logo é fundamental para resolver qualquer impasse entre colaboradores.

Lembre-se que confrontar ideias é saudável para os negócios, pois sur-gem novas resoluções, metodologias e criações. Mas incentive sempre a chegada de um consenso entre as partes, já que ambientes em constante choque não são produtivos, especialmente quando estamos falando de cuidar de vidas.

Para gerenciar conflitos de forma eficiente, primeiro identifique qual é o problema. Depois, ajude os colaboradores a criar uma solução eficaz para ele, transformando-o em oportunidades positivas. E, para evitar até mesmo que surjam os conflitos, crie momentos em que o grupo possa interagir de forma monitorada, gerenciando e mediando cada divergência de ideias que aparecer, de forma que todos percebam que contribuíram para uma resolução conjunta.

Comunicar bem é fundamental

Para a liderança, a comunicação não é a causa final, é o meio. Isso significa que é preciso estruturá-la, fornecer dados para a tomada de decisão e perceber a melhor forma de compartilhar as informações com cada membro do time.

O líder precisa garantir que a equipe esteja íntima com o planejamento e objetivos do negócio. Na comunicação, as pessoas precisam conhecer seu papel no poder decisório e desenvolvimento do negócio de acordo com suas funções e perfis particulares. O preparo de cada colaborador também é fundamental. Afinal, uma etapa importante da boa comunicação é fornecer dados e informações que permitam aos colaboradores tomarem as decisões mais alinhadas com os objetivos do negócio. Por isso, é importante cada pessoa conseguir compreender os dados que são repassados e usá-los para alcançar as metas dentro de cada marco.

Tudo é uma questão de saber planejar e, principalmente, ter a disciplina para executar o planejamento, monitorando e replanejando sempre que necessário.

Comunicar bem é fazer com que a mensagem chegue às pessoas de forma clara e que permita que cada um possa tomar atitudes próprias e importantes para a conquista das metas e objetivos. Por isso, comunicar-se bem é uma habilidade treinável que pouco está ligada à filosofia individual de cada gestor ou líder. Trata-se de um conjunto de estratégias, definidas por acompanhamentos regulares e marcos estabelecidos alinhados com cada objetivo do planejamento empresarial.

Rituais

Os rituais são reuniões periódicas (semanais e mensais) que devem ser previamente acordadas para que se crie um fluxo padrão de comunicação com os times. Devem ter dia e hora para acontecer, iniciar e ser encerradas dentro do planejado. De tal modo, as pessoas podem se preparar melhor e criar uma agenda tendo em mente que cada ritual irá especificar atividades e ações, além de acompanhar e avaliar a atuação individual e do grupo.

Então, para cada ritual o líder deve elaborar uma pauta que contenha os temas a serem discutidos e dentro de cada período. Outro aspecto importante são os indicadores. Eles não são a causa dos marcos e sim a consequência. As reuniões com a equipe visam promover a comunicação mais clara e efetiva possível. Se a meta semanal não foi alcançada, por exemplo, então essa poderá ser o tema central da pauta do ritual da semana, no qual o líder vai compreender o que está acontecendo e promover o alinhamento das ações.

Rituais semanais

Os rituais semanais visam acompanhar e alinhar a condução dos projetos e rotinas, além de adequar as atividades para que as metas sejam alcançadas. Portanto, são de acompanhamento e ajustes pontuais. Assim, a comunicação aqui é importante para que o líder compreenda quais são as dificuldades dos colaboradores e os auxilie a manter ou retomar o plano.

Rituais mensais

São focados na apresentação dos resultados. Devem acontecer dentro de uma data fixada e compartilhada para toda a equipe. A missão do líder é coletar os resultados e aprendizados, tendo em vista os macro-objetivos de cada projeto e processo. Nos rituais mensais também é feita a avaliação das equipes.

O papel do líder é levar a equipe a identificar quais são os empecilhos e entraves que fazem com que as pessoas não acertem. Após esse passo, a liderança deve criar padrões de avaliação e acompanhamento. Também compartilhar dados e interpretá-los de maneira que as pessoas possam usá-los para tomar decisões assertivas e que revertam em melhores resultados.

A comunicação também é um indicador da maturidade do líder. Quando há excesso de conflito e reprodução de informações truncadas e desconexas, isso pode representar a baixa eficiência do processo de comunicação dentro da equipe. Cabe ao líder desenvolver meios para que as informações cheguem claras e para as pessoas certas. Assim, é possível que todos compreendam seu papel dentro do propósito e senso de equipe.

PARTE **3**

MATURIDADE E INOVAÇÃO NA GESTÃO DA SAÚDE

CAPÍTULO 6 | **Roberto Gordilho**

INOVAÇÃO É MUITO MAIS QUE TECNOLOGIA

■ INTRODUÇÃO

Inovação é muito mais que tecnologia, tem a ver com pessoas – por muitos anos grande parte dos altos gestores das organizações de Saúde acreditaram que investir em tecnologia seria o grande passaporte para o futuro. Agora está cada vez mais claro que, apesar de muito importante, apenas o investimento em tecnologia não é suficiente para garantir o tão desejado salto de inovação.

Apesar de vivermos em um mundo cada vez mais tecnológico, apenas as pessoas que não conhecem a dinâmica da inovação ainda acreditam que ela tem a ver apenas com a tecnologia. Ainda não compreenderam que inovar está diretamente associado com as pessoas e os relacionamentos. Ou seja, que tecnologia é meio.

E pessoas têm a ver com cultura. Afinal, o que adianta ter um *dream team* em que cada um joga do seu jeito, de forma individual e não faz gols?

Quanto mais veloz o mundo evolui, mais importante se torna a cultura da organização e também que essa cultura esteja alinhada aos paradigmas do futuro, não do passado. O modelo PCC (planejamento, comando e controle) que imperou como dominante desde a Segunda Revolução Industrial (por volta de 1850) já não responde aos desafios de um mundo em transformação onde a incerteza é o elemento central do processo.

AVC: AGILIDADE, VELOCIDADE E CLIENTES

Neste momento, mais que planos detalhados e elaborados pela "alta gestão", é importante refletir sobre um novo paradigma, o AVC (Agilidade, Velocidade e proximidade com o Cliente).

A criação de uma cultura baseada no AVC requer aprendizado e implantação de novos conceitos – é quase um desaprender e reaprender tão bem descrito por Alvin Toffler quando diz que "o analfabeto do século XXI não é aquele que não sabe ler e escrever, é aquele que não sabe aprender, desaprender e reaprender".

O AVC implica mais autonomia, menos hierarquia, novos modelos de processos, novo padrão de liderança, uma dose de risco e acima de tudo capacidade gigantesca de aprender continuamente.

Parece fácil, mas sair de um modelo em que os colaboradores são "apenas" executores para um modelo onde são parte de um time com autonomia, responsabilidade e a capacidade empreendedora é estimulada é um grande desafio, não é trivial, realmente um desaprender e reaprender.

A base de uma organização é sua cultura, é a liga que une as pessoas e faz as coisas acontecerem, são seus processos, modelos de liderança, engajamento, incentivos, meios de avaliação etc., é esse caldo que garante a perpetuidade e evolução das organizações e o modelo que está sendo questionado agora.

O DIFERENCIAL É CULTURA

Será que o que nos trouxe até aqui é suficiente para nos levar para o futuro? Esta é uma questão que 100% dos altos gestores respondem sem pestanejar: Não! Sabemos que não, mas quando questiono: e o que nos levará para o futuro? A questão fica um pouco mais complexa, pois minha impressão é que todos querem mudar tudo para não mudar nada. Quando falamos sobre modelos em que os colaboradores não são participantes passivos mas sim atores, o que importa não é o foco no processo ou no produto, mas no cliente – é realmente mais desafiador.

O que precisamos questionar não são os métodos, são os fundamentos. Pouco adianta implantar *sprints*, reuniões diárias de 15 minutos, pintar a parede de colorido e comprar uma mesa de pingue-pongue, se a empresa não põe em prática a modernização de seus processos de gestão. A questão não é visual, é estrutural. É acreditar realmente que a empresa existe única e exclusivamente para satisfazer uma (ou mais) necessidade dos clientes.

Parece fácil, mas olhe sua empresa e me responda: quantas pessoas estão realmente focadas em atender a necessidade do cliente? E não falo nas dezenas, centenas ou milhares que estão prestando os serviços de forma mecânica e processual, refiro-me a quantas estão pensando e trabalhando para realmente satisfazer o cliente, para entender e atender às suas necessidades.

PODER DE DECISÃO

Aliás vou um pouco mais longe: qual a necessidade de seu cliente que sua empresa atende? É isso mesmo que ele quer comprar? O valor que sua organização entrega está alinhado ao valor que o cliente deseja em todas as dimensões?

Parece simples responder, claro que sim, mas pense que não conheço nenhum cliente, exceto gestante, que vai a uma organização de Saúde feliz da vida dizendo: olha que bacana, hoje vou fazer um procedimento médico. As pessoas querem saúde, esta é sua necessidade, seu desejo, não tratamento e cura.

Tratamento e cura são necessários quando o valor que ela deseja por algum motivo não é atendido. Contudo, ninguém gostaria de precisar, e aí começa nossa questão de cultura. Todo o modelo foi pensado para entregar tratamento e cura, não saúde: todos os incentivos e processos foram desenhados para atender a um "paciente", um ser passivo, geralmente em estado de fragilidade e sofrimento, que precisa de atendimento. Mas será que essa continua sendo a nossa realidade futura?

Isso não significa, contudo, que as pessoas vão deixar de precisar de tratamento e cura. Afinal, em algum momento todos ficaremos mais ou menos doentes, mas é isso que desejamos como produto? É esse serviço que queremos consumir? Esse é o nosso sonho de consumo? Penso que não, penso que a centralidade de qualquer movimento de transformação cultural deve começar com, realmente, colocar o Cliente no centro e entender o que realmente esse cliente deseja e pelo que se dispõe a pagar feliz.

VALOR NA SAÚDE

"Saúde" é a resposta para esta questão. Todos os consumidores querem saúde, organizações que a promovam, cuidem e nos ajudem a cuidar de nosso bem-estar e, a partir daí, ter uma vida plena, esse é o valor.

Voltando à cultura, o grande desafio é fazer o ajuste do modelo centrado em tratamento e cura de pacientes, para um modelo centrado em processos e produtos voltados para a promoção de saúde e bem-estar. Soma-se a isso a necessidade de alinhar os processos e incentivos, pensar em um modelo em que a ponta tenha mais autonomia que "cumprir o processo", que os profissionais possam estar mais livres para, com muita responsabilidade, criar cada vez mais valor para o cliente. Isso sim é uma nova cultura.

Essa nova cultura deverá priorizar o cliente, o valor e proporcionar mais incentivos e processos que favoreçam entregar esse valor.

Bem, e a tecnologia? Não passa de meio, um conjunto de ferramentas para alcançar e agregar valor. Apesar de grande importância, a tecnologia não passa de meio e não pode nunca ser pensada como fim, até porque em determinado momento a melhor tecnologia pode ser um abraço.

Lembre-se: sem pessoas engajadas e conectadas à tecnologia não há inovação.

■ INOVAÇÃO É COLOCAR O CLIENTE NO CENTRO DO NEGÓCIO

O *smartphone* é o produto que melhor representa o poder de consumo e escolha dos clientes da Saúde e de todas as demais indústrias. Para comprar um aparelho, não é mais necessário que a pessoa se desloque até uma loja. É possível encontrar o produto em um *site* de compras de maneira prática e rápida. Ali, a figura do atendente presencial, que conhece as especificações de cada modelo e facilidades de pagamento, foi praticamente substituída pela opinião individual do cliente, que faz suas próprias pesquisas antes de tomar a decisão de compra.

O cliente demanda, escolhe e regula o mercado. Indústrias diretamente ligadas à tecnologia perceberam há muito tempo essa mudança no cenário. E os negócios em Saúde, será que de fato notaram a importância do cliente para a sustentabilidade das instituições?

As pessoas estão em busca de qualidade de vida e serviços que de fato atendam todas suas necessidades: de promoção da saúde, bem-estar, acessibilidade e melhor custo-benefício – a lista pode se prolongar ainda mais à medida que vão surgindo transformações aceleradas. E boa parte das organizações já notaram que o modelo médico centrado não responde 100% a necessidade dos clientes.

Isso não é novidade. Ter o negócio centrado no cliente, responder aos seus anseios, particularidades e mudanças de hábitos deveriam ser o fundamento por trás da geração de valor, serviços e produtos de saúde disponíveis universalmente. Faz parte da definição de saúde preconizada pela Organização Mundial da Saúde[5]:

> Saúde é o estado de completo bem-estar físico, mental e social e não apenas a ausência de doença.

O conceito foi adotado em 1948. Porém, daquela época até hoje, a maioria das organizações ainda praticam os negócios como se saúde fosse apenas tratamento e cura das doenças. Ou seja, a visão da gestão esteve muitas décadas focada no paciente, a pessoa fragilizada por alguma enfermidade e que, por isso, demandava das instituições seus serviços e produtos de tratamento e cura.

O movimento de agora questiona esta situação. As pessoas querem ter não apenas benefícios que forneçam tratamento, cura e bem-estar, mas também uma experiência otimizada com a instituição e condizente com o valor médio praticado pelos serviços. A crise provocada pela pandemia da Covid-19 apenas reforçou essa maturidade de escolha dos clientes.

MUDANÇA DE COMPORTAMENTO

Para se ter uma ideia, uma pesquisa da Ticket[6], que faz parte do grupo de benefícios de alimentação da Edenred, mostrou que mais de 60% dos

---

[5] Disponível em: https://saudebrasil.saude.gov.br/eu-quero-me-exercitar-mais/o-que-significa-ter-saude. Acessado em 14 de abril de 2022.

[6] Disponível em: https://medicinasa.com.br/saude-preocupacao/. Acessado em 23 de novembro de 2021.

brasileiros estão mais preocupados com a própria saúde. Esse sentimento foi reforçado após a segunda onda da pandemia. A mudança de comportamento vai além. Ainda de acordo com a pesquisa:

- 19% dos entrevistados conseguiram inserir atividades físicas na rotina;
- 19% afirmaram que se desconectam das redes sociais e televisão após certo horário e aos finais de semana;
- 15% adotaram hábitos para distração saudável, tais como cozinhar, ler e praticar ioga;
- 14% recorreram a um psicólogo e/ou psiquiatra;
- 10% reorganizaram a dinâmica de trabalho após os impactos da pandemia.

Outra pesquisa realizada pela Abbott no primeiro semestre de 2021 também reforça o desejo dos clientes em depender menos do tratamento e cura. Na verdade, não fazer parte dessa dupla de preceitos implica a procura por serviços e apoio para o cuidado com o próprio bem-estar e equilíbrio entre corpo e mente. O levantamento, intitulado "O Valor da Saúde – o que mudou com a pandemia e os desejos dos brasileiros para o futuro"[7] –, revelou o que é preciso, na visão das pessoas entrevistadas, para se ter uma boa saúde e qualidade de vida:

- 37% das pessoas entrevistadas afirmam que ter saúde e qualidade de vida é depender menos de medicamentos.
- Porcentagem igual de participantes, 37%, afirmou que para ter uma boa saúde é preciso estar com a imunidade alta.
- Alimentar-se de maneira saudável foi a resposta dada por 52% participantes, envelhecer com disposição (41%) e dormir bem (40%) também entraram no rol de pré-requisitos informados pelos entrevistados.

Todas as mudanças sociais refletem diretamente na condução futura dos negócios e projetos em Saúde. Afinal, o setor historicamente está voltado para lidar com pessoas com predisposição a algum tipo de doença, com baixo acesso à informação de confiança sobre práticas de bem-estar

---

[7] Disponível em: https://www.aberje.com.br/pesquisa-inedita-da-abbott-revela-que-brasileiros-apostaram-em-habitos-mais-saudaveis-durante-a-pandemia-e-que-pretendem-continuar-cuidando-da-saude-nos-proximos-anos/. Acessado em 23 de novembro de 2021.

e qualidade de vida e, principalmente, sem referências para qualificar um atendimento médico-assistencial.

A primeira estratégia fundamental para redefinir o negócio de forma a atender o novo perfil de cliente é transformar a cultura organizacional. O ponto inicial deve acontecer na alta gestão, que transfere para as lideranças intermediárias os valores e princípios de condução do cliente para o centro do negócio. Em seguida, a cultura é disseminada para todas as equipes. Assim, é possível criar novas ofertas, serviços e produtos de acordo com a óptica de quem faz o setor de Saúde se movimentar: o cliente.

MODELOS DE INOVAÇÃO NA SAÚDE

A cultura organizacional que tem a inovação como fundação é caracterizada por uma série de habilidades e valores que propiciam a criatividade dentro de todas as áreas de uma organização de Saúde. São práticas de valorização das pessoas, otimização do uso de recursos e infraestrutura, além do aperfeiçoamento de resultados.

Nesse sentido, entende-se a cultura de inovação como uma nova forma de compreender e trabalhar os processos organizacionais. Quando difundida por toda a instituição, a cultura tem o poder de incentivar os colaboradores a fornecer o máximo de si em prol do posicionamento e ganho de competitividade.

Portanto, essa construção deve acontecer de forma fluida em todo o negócio. As pessoas devem ser incentivadas e ter à disposição processos, infraestrutura e caminhos para inovar. Criar uma cultura de inovação é um ato de colaboração e compartilhamento de formas de pensar e enxergar serviços e produtos.

Com um modelo encorajador de inovar, as pessoas podem propor maneiras distintas de transpor os desafios. E como tudo na Saúde se baseia em estratégias, é fundamental que os gestores conheçam os modelos de inovação mais praticados e como podem gerar resultados para a organização.

ALGUNS MODELOS DE INOVAÇÃO

A inovação vista como propulsora dos negócios pode ser fragmentada em três eixos. Na verdade, são esquemas organizados conforme os aspectos relacionados à sustentabilidade e posicionamento de um negócio: inovações de configuração, de oferta e de experiência. Dentro de cada eixo são desenvolvidos os modelos de inovação e suas estratégias.

Inovações de configuração

Aqui a inovação deve ser trabalhada tendo em vista a estrutura interna de uma organização de Saúde: processos, métodos organizacionais, entre outros.

Modelo de inovação por lucro – a inovação é direcionada para a forma como a instituição capta os recursos financeiros para ter constância e equilíbrio. As ideias podem favorecer a experiência de troca com os clientes. Ou seja, a inovação transforma produtos e serviços (o que e como oferecer) e também o pagamento (o que e como cobrar).

Modelo de inovação por rede – como inovar é um ato de compartilhamento e colaboração, a instituição pode valer-se das habilidades e capacidades das pessoas e parceiros. Tanto dentro como fora do negócio existem potenciais que podem ser usados para transformar o modelo de condução das rotinas e relacionamento com os clientes. Essa forma de inovar acontece ao criar uma rede de contatos e parcerias colaborativos ou usar os exemplos e experiências como *benchmark*.

Modelo de inovação por estrutura – hierarquias mais planas e menos rígidas permitem que as pessoas possam se aproximar das tomadas de decisão e apresentar suas ideias. Nas *startups*, por exemplo, o papel de chefia e direção engessada foi abandonado em favor de maior participação de todas as pessoas na criação de produtos e serviços de forma mais ágil.

Modelo de inovação por processos – inovar nos processos exige transformação e abertura na forma de pensar para combinar os recursos disponíveis para melhor atender a necessidade dos clientes e criar novas formas de gerar valor.

Inovações de oferta

Aqui os modelos de inovação estão centrados no fornecimento de produtos e serviços pela organização. Podem ser divididos em:

Inovação no desempenho de produto – nesse modelo, a inovação está direcionada para a melhoria do desempenho (tempo, quantidade de recursos etc.) dos produtos e serviços, atualizações e todos os tipos de evoluções que melhoram o desempenho das ofertas de serviços da organização junto aos clientes.

Inovação no sistema de produto – mais uma vez a sensação e a interação dos clientes e usuários devem estar na mira de atenção dos profissionais inovadores. Produtos e serviços são elaborados de maneira a responderem positivamente a modularidade, integração e interoperabilidade de organizações, fornecedores e operadoras, para criar ofertas mais alinhadas a cada público.

Inovações de experiência – as pessoas estão buscando instituições que, de fato, ofereçam serviços resolutivos e que geram saúde e bem-estar. Mais que isso, é preciso que o negócio seja acessível, converse com os clientes na mesma linguagem e gerem uma boa experiência para eles.

Inovação nos serviços – aqui é possível ampliar o valor agregado por meio de inovações criadas para melhorar o desempenho, a oferta e a abrangência dos serviços junto ao público.

Inovações no canal – a acessibilidade ganha destaque com inovações voltadas para o canal de entregas dos serviços (por exemplo, telemedicina) e novas formas de relacionamento com os clientes.

Inovações na marca – transformação universal deve acontecer dentro da organização para que sua marca reflita seus valores e esteja estrategicamente posicionada no mercado. Por exemplo, em 2017 o Hospital de Câncer de Barretos passou por uma mudança de posicionamento, sendo que a marca foi repaginada para Hospital de Amor: a ideia é mostrar ao público o processo de humanização do cuidado conquistado por investimentos em tecnologia e capacitação dos recursos humanos.

Inovações no envolvimento do cliente – para que um negócio se desenvolva, as inovações precisam atrair e conquistar o engajamento dos clientes. É fundamental criar ideias que melhorem o modelo de acesso e interação entre os clientes (usuários, pacientes, médicos e outros profissionais) e a organização.

Conectando áreas, pessoas, parceiros e tecnologias é possível organizar as estratégias necessárias para o surgimento da inovação. Ela, contudo, não pode ser estanque e imutável. A organização deve acompanhar o fluxo de mudanças externas e estar sempre melhorando e aprimorando serviços, produtos e formas de interação com seu público. Além de garantir a sustentabilidade, a instituição também conquista benefícios como retenção de talentos e visibilidade mercadológica.

COMPETÊNCIAS DIGITAIS, AFINAL, O QUE SÃO AS COMPETÊNCIAS DIGITAIS?

No mundo dos negócios em Saúde, ter uma mentalidade digital nunca foi tão necessário e desafiador. Organizações, clientes, parceiros e fornecedores se desdobram em uma rede de relacionamentos que demanda dos gestores competências que extrapolam as capacidades técnicas – mais uma vez estamos falando sobre a importância de pessoas e relacionamentos. É preciso desenvolver resiliência, empatia e colaboração, habilidades fundamentais para que as ferramentas digitais sejam mais aproveitadas na condução das rotinas.

Certo é que muita coisa passou a acontecer no mundo digital. Quem não se adaptar ou se mantiver no modelo analógico de gestão corre o risco de ficar obsoleto, se isso já não aconteceu.

Nesse sentido, competências digitais estão relacionadas à capacidade de o profissional usar equipamentos, ferramentas e plataformas para impulsionar o negócio em todos os âmbitos:

- Gestão de pessoas.
- Relacionamento com clientes.
- Intermediação de conflitos e intercorrências.
- Ampliação da criatividade para desenvolver novos projetos, produtos e serviços.

Ou seja, o conceito de competências digitais vai muito além de apenas entender e saber o básico da operação das novas tecnologias. Claro, os avanços tecnológicos permitem celeridade na gestão de processos, redução de erros e desenvolvimento de novos modelos de acessibilidade e interação com as demandas dos clientes. Contudo, o grande diferencial das competências digitais está mais relacionado à transformação cultural dos profissionais e, por consequência, de todo o negócio. Por exemplo:

Colaboração – para desenvolver a mentalidade digital é fundamental que o profissional saiba trabalhar em grupo. E aqui é preciso atualizar essa expressão: dentro das organizações, as relações entre equipes e colaboradores também foram transformadas pelas tecnologias digitais. Portanto, o líder e gestor deve saber trabalhar em estruturas cada vez mais horizontais (com menos hierarquias). E, assim, saber ouvir novas ideias e desenvolver aspirações e novas propostas de abordagem com os desafios.

Autonomia – mas para que a colaboração flua e traga bons frutos com o uso das novas tecnologias, é preciso que os profissionais envolvidos tenham autonomia para atuar e promover a inovação.

Lidar com erros – as ferramentas digitais têm grande capacidade para reduzir os erros dentro dos negócios. Porém, quando eles surgem, o profissional deve ser capaz de separar as falhas técnicas daquelas advindas do processo de inovação. Um erro é um exemplo e oportunidade de melhoria e aprendizado.

Máquinas *versus* humanos – as profissões também estão passando por mudanças disruptivas causadas pela transformação digital. Para que o gestor desenvolva essa cultura, é preciso investir em aprimoramento dos conhecimentos e fazer aquilo que as máquinas não podem fazer. Na Saúde, não há substituição de especialidades e profissões, mas sim aumento da eficácia quando máquinas e humanos operam de forma conjunta.

É por meio desses comportamentos que a organização de Saúde consegue se desenvolver e crescer em meio à transformação digital.

QUAIS SÃO AS COMPETÊNCIAS DIGITAIS, AFINAL?

Competências digitais básicas – são competências genéricas e fundamentais para a utilização eficaz das ferramentas e plataformas digitais.

Competências digitais intermediárias – aqui fazem parte as habilidades voltadas para o *design* e *marketing* digitais, gestão de redes sociais e conhecimento dos modelos de interação e comunicação em diversos canais.

Competências digitais avançadas – essas estão mais voltadas para o desenvolvimento de *softwares* e criação de soluções dentro da TI (Tecnologia da Informação): incluem codificação, automação de processos, *internet* das coisas, análise de dados, cibersegurança e *blockchain*.

Competências sociais (*soft skills*) – elas são complementares e tão importantes quanto as competências técnicas. Dentro desse grupo fazem parte o trabalho colaborativo, economia digital, liderança, trabalho em grupo e foco no cliente.

Empreendedorismo digital – trata-se de pensar e analisar o negócio dentro das transformações digitais com foco na busca de oportunidades de crescimento. São competências que incluem pesquisa de mercado, planejamento estratégico e uso de plataformas para financiamento, parcerias e evolução do negócio.

TRANSFORMAÇÃO DIGITAL É COISA DO PASSADO

E se você é gestor, líder ou faz parte da alta administração de uma organização de Saúde deve saber que transformar digitalmente o negócio é tarefa que deveria ter sido feita há muito tempo. Os clientes têm o poder de escolha na palma da mão. E novos negócios estão surgindo dentro da transformação digital. A concorrência está elevada e a baixa eficiência, principalmente no faturamento, pode ser um forte indicativo de que o negócio ainda está operando no mundo analógico ou patinando entre tantas transformações digitais.

Portanto, esperar não é uma opção.

ORGANIZAÇÕES EXPONENCIAIS

Organizações exponenciais são distintas das *startups* e, apesar de os conceitos se assemelharem em alguns aspectos, nem todas as *startups* serão exponenciais. O que prevalece entre ambas é o poder inovador e os resultados obtidos de forma acelerada. Porém, o grande diferencial está na estrutura e no propósito de atuação. O termo organização exponencial remete às funções matemáticas exponenciais, cuja curva tem crescimento mais rápido em comparação às funções lineares.

Da mesma forma, as organizações exponenciais (ou ExOs, como também são conhecidas) crescem de forma muito mais acelerada que os empreendimentos tradicionais – os lineares. Elas se valem da evolução da tecnologia para desenvolver soluções inovadoras e transformar todo um mercado ou hábito de consumo. As ExOs não investem em estruturas e hierarquias rígidas, com um amplo quadro de colaboradores e grandes sedes físicas.

Bom, até aqui tudo se assemelha à uma *startup*, não é?

Porém, outro ponto diferenciador está na forma como ambas trabalham. As *startups* nascem buscando um crescimento acelerado, geralmente atribuído a um produto ou serviço inovador. Já uma organização exponencial pode ser definida por uma empresa que cresce no mínimo 10 vezes mais que as outras. O termo foi conceituado dessa forma pela primeira vez em 2014 na obra "Organizações exponenciais – por que elas são 10 vezes melhores, mais rápidas e mais baratas que a sua (e o que fazer a respeito)"[8], de Salim Ismail, Yuri Van Geest e Michael S.

Portanto, uma *startup* pode se desenvolver pelos princípios de uma Exos. Ou uma empresa linear pode usar os mesmos pilares para mudar todo o negócio e encontrar um novo lugar no mercado.

Para transformar um empreendimento em uma organização exponencial, o primeiro passo é pensar grande. Isso mesmo. Pode parecer filosofia barata, contudo, esse princípio norteador é composto de 10 elementos que fazem um negócio escalar de forma rápida e sustentável. Eles são agrupados em dois conceitos e geralmente apresentados pelos lados direito e esquerdo do cérebro, de forma lúdica: *SCALE* e *IDEIAS*.

SCALE

São os fundamentos relacionados à capacidade de criatividade, crescimento, incerteza e integração de pessoas e comunidade com o auxílio da tecnologia. Por isso, são associados ao lado direito do cérebro. A palavra SCALE é um acrônimo formado pelas expressões:

***Staff on demand* (equipe sob demanda)** – em uma ExOs, a formação de equipes é feita sob demanda, ou seja, de acordo com os produtos e servi-

---

[8] Disponível em: https://insights.allidem.com/o-que-sao-organizacoes-exponenciais/. Acessado em 06 de janeiro de 2021.

ços que a empresa se propõe a entregar. Os profissionais são escolhidos pelas habilidades de suas profissões de acordo com a demanda da vaga.

Community and crowd (comunidade e multidão) – em organizações lineares a busca por inovação acontece dentro do empreendimento. Já as ExOs extrapolam o princípio inovador para o público externo, fomentando entusiastas dos ideais inovadores, o que colabora com o compartilhamento e divulgação dos produtos e serviços da organização.

Algorithms (algoritmos) – para escalar o negócio de forma rápida, é preciso ter um algoritmo próprio.

Leveraged assets (ativos alavancados) – as ExOs compartilham e alavancam ativos para ganhar velocidade de crescimento e melhor adaptação às mudanças do mercado.

Engajament (engajamento) – para o engajamento contínuo das equipes acontecem *feedbacks* claros e o uso de recursos interativos digitais como gameficação, inclusive para capacitação.

IDEAS

O acrônimo representa ordem, controle e estabilidade de uma organização exponencial. Para o crescimento acelerado, uma ExOs usa *dashboards*, tecnologias sociais e processos de experimentação. A expressão é formada pelos seguintes elementos:

Interfaces – os algoritmos definidos na SCALE são usados para criar interfaces com o público-alvo do negócio.

Dashboards – são painéis visuais que contêm informações essenciais para a tomada de decisão, além das métricas e indicadores.

Experimentação – a aplicação desse conceito se assemelha ao que acontece no *Lean Startup*. As organizações exponenciais fazem constante experimentações e protótipos para avaliar a aceitação de um produto e serviço e assim reduzir erros, custos e desperdícios.

Autonomia – por serem formadas sob demanda e com amplas estratégias de engajamento, as equipes são empoderadas e autogerenciáveis. Assim, assumem decisões para inovação e desenvolvimento da organização.

Sociais – tecnologias sociais são aplicadas para reduzir a distância entre informação e tomada de decisão. De acordo Theo Priestley[9], especialista em negócios sociáveis, a equação para o sucesso de uma organização exponencial é formada pela soma de Conexão + Engajamento + Confiança + Transparência.

E por trás do SCALE e IDEAS está um propósito transformador massivo ou *massive transformative purpose* (MTP), em inglês, bem definido, claro e compartilhado entre as equipes. O conceito representa a declaração de objetivo de uma organização exponencial. É a forma como ela quer ser vista pelo público e também contém uma proposta ambiciosa de entregar valor em toda sua atuação no mercado.

Por isso, desenvolver uma organização exponencial também demanda maturidade de gestão e transformação cultural por parte dos profissionais responsáveis pelo negócio.

Em um mundo de serviços físicos como a Saúde, é fundamental avançar na transformação para o digital. E pensar na forma de organizações exponenciais pode ser um caminho para criar novos produtos e serviços que abram novos caminhos de crescimento às organizações.

---

[9]Disponível em: https://www.linkedin.com/pulse/organiza%C3%A7%C3%B5es-exponenciais-exo-wanderley-marcussi/. Acessado em 06 de janeiro de 2022.

CAPÍTULO 7 | **Valdir R. Borba**

INOVAÇÃO: A VANTAGEM COMPETITIVA SUSTENTÁVEL COM ESG NA SAÚDE

◼ INTRODUÇÃO

Para que se possa apresentar o processo de liderança com qualidade de alta *performance* na área hospitalar, de modo que se possa estabelecer um processo de inovação exponencial, é preciso, neste livro, apresentar primeiramente o objetivo da gestão sustentável, com adição da questão do novo modelo de gestão, estabelecido pelas práticas de *Environmental, Social and corporate Governance* (ESG). Isso é essencial para o desenvolvimento deste estudo.

◼ ESG

Muito tem sido comentado nos fóruns internacionais dos governos dos países mais ricos e nos de meio ambiente a questão da sustentabilidade do planeta, da vida e das organizações. Obviamente, o tema traz grandes e importantes discussões. Segundo Cruz (2022), em seu recente trabalho sobre o assunto ESG, em janeiro de 2020, no Fórum Econômico Mundial em Davos, Suíça, percebe-se que é preciso incorporar definitivamente as organizações nessas questões.

Ainda, segundo Cruz (2022), 80% das pessoas esperam que as empresas assumam seu papel diante das questões da sociedade. O foco não está mais na distribuição de lucros, mas no que as empresas podem agregar de valores para tornar a sociedade melhor, mais equânime e justa e, com isso, amplia-se a responsabilidade da governança corporativa. E, de certa forma, os novos modelos de gestão deverão incorporar o ESG em seus planejamentos e ações estratégicas em busca de novas vantagens competitivas, agora, com a incorporação da sustentabilidade em *lato sensu*.

O ESG representa, em inglês, *Environmental, Social and Governance* e se aplica às questões de sustentabilidade ambiental, social e governança, em geral na organização.

O conceito e a prática do ESG tornaram-se sinônimo de sustentabilidade e constituem-se em uma questão estratégica das organizações e um diferencial que pode ser aplicado mediante os conceitos e práticas de gestão com a nova roupagem e com a nova óptica de vantagem competitiva sustentável, onde ganha prioridade as questões de *compliance*, gestão com ética, defesa do meio ambiente e respeito social, especialmente das questões de diversidade e de acesso econômico-financeiro.

Segundo Cruz (2022, p. 79 e 86), no campo do E (ambiental), são todos os meios físicos e de legislação para que possa cuidar de nossa casa comum ou nosso planeta, com práticas e cuidados com o ambiente como um todo, mediante acordos e protocolos, principalmente para neutralizar o CO_2, combater o aquecimento global, diminuir desmatamentos, despoluição de rios, aplicando-se também a economia circular de forma sustentável.

Ainda, de acordo com Cruz (2022, p. 93 e 118), no campo S (social) é o centro do modelo ESG, que atua na sustentabilidade do respeito social com ética e respeito nos relacionamentos com as pessoas, e seus objetivos são a erradicação da pobreza e a redução da desigualdade, além do respeito à diversidade, defesa da inclusão. Propõe o comércio justo (*fair trade*), a adoção do trabalho híbrido e remoto e demais medidas nesse sentido.

Cruz (2022, p. 66 e 71) apresenta ainda a questão do campo G (Governança Corporativa), demonstrando que esse ponto diz respeito às práticas de *governance,* o combate à teoria de agência, os controles corporativo e social, a definição de boa estrutura, formação de conselhos corporativos, conselho social e a boa estrutura e práticas de *compliance*, de combate ao trabalho infantil, e a controladoria da saúde corporativa como ponto essencial para sustentabilidade econômico-financeira, integrada e plena.

A aplicação do ESG como práticas e políticas da empresa, geralmente discutidas e aplicadas de forma ampla, possibilita a interpretação das estratégias pelo modelo de Michael Porter como vantagem competitiva (Porter, 1985), mas com novo enfoque, nova roupagem ou nova visão estratégica corporativa, como modelo de Vantagem Competitiva Sustentável.

Durante a pandemia ficou muito evidente a fragilidade do atual modelo de governança na área da saúde, principalmente nas questões envolvendo recursos públicos e nas de fraudes em aquisições de equipamentos, testes, EPI(s), remédios, gases medicinais e outros insumos para organizações de saúde, com sobrepreços, desabastecimentos e tantas outras práticas no momento emergencial.

Com a fragilidade dos controles ficou evidente a importância de se aplicar rapidamente os conceitos e as práticas do ESG nas organizações de Saúde, procurando com isso estruturá-las para que possam ser sustentáveis com a governança corporativa.

No campo E (ambiental) urge a busca de garantias na defesa do meio ambiente na saúde, com regulamentações sobre tudo que diz respeito à segurança do paciente e das equipes de profissionais, do ambiente de trabalho e da sociedade em geral. Lembrando que muito foi feito nesse período, mas é preciso continuar avançando.

No campo S (Social) é importantíssimo que reforce os relacionamentos com ética, com respeito entre as empresas fornecedoras, prestadoras, profissionais, diretores, gestores e colaboradores. É preciso entender os limites e o que é intransigível e inquestionável para a boa prática de sociabilidade, além de se buscar o respeito à diversidade.

O campo G (governança corporativa e assistencial) evidencia que esse é o ponto que precisa ser rapidamente transformado, buscando-se *compliance*, governança clínica, entrega de valores, gestão com ética, estruturação sólida de governabilidade e de diversidade nos conselhos, comitês e outros órgãos em todos os níveis da organização. Não será possível tolerar uma gestão sem esses princípios basilares, por isso, cada vez mais o interesse em pesquisar a governança e em especial o modelo de governança aplicado em hospital de recursos próprios de Cooperativa Médica e de operadoras de planos de saúde, para verificar se proporcionam o desenvolvimento do ESG na organização hospitalar.

De maneira ampla, do todo e do tudo, para que a vida se mantenha segura e com dignidade e em particular é preciso estimular a governança nos hospitais promove a sustentabilidade (Ambiental, Social e de Governança) como base ou fundamento com princípios e valores e se está diretamente ligado à responsabilidade social e a ética.

■ ESG NO HOSPITAL

No setor Saúde, as organizações buscam e se estribam nas certificações de qualidade e Acreditação: ONA (Organização Nacional de Acreditação), nos níveis I, II e III, Acreditação Canadense, Europeia e outras. Doravante, além dessas deverão buscar uma nova acreditação que integre todas as partes, ou seja, uma possível acreditação ESG para avaliar e validar as boas práticas em relação à sustentabilidade ampliada.

Nos hospitais já é comum a discussão, o debate e as ações de políticas e diretrizes ao Hospital Verde ou Hospital construído em bases de sustentabilidade ambiental, de respeito e conforto aos pacientes e aos trabalhadores, com preocupações no reúso de águas, iluminação, ventilação, UTI(s) (unidade de terapia intensiva humanizadas) e estação de tratamento de esgotos (ETE), ambientes climatizados e tantos itens que integram a agenda da arquitetura moderna de hospital sustentável.

Na modernidade da governança ética, inovadora e com um novo modelo de gestão, prevalecerá a integridade em todos os sentidos, com respeito à bioética, ao meio ambiente, com responsabilidade social e corporativa e predominantemente ético, sem fraudes e com respeito à diversidade em todos os níveis e ambientes. Esse novo modelo para a área da Saúde é de fundamental importância, especialmente na área hospitalar, como forma de tornar-se um novo e saudável modelo para essas organizações de saúde.

■ GOVERNANÇA CORPORATIVA HOSPITALAR

No Brasil, a governança corporativa é desenvolvida de forma institucional pelo Instituto Brasileiro de Governança Corporativa (IBGC), fundado em 27 de novembro de 1995. É uma organização sem fins lucrativos, de referência nacional e internacional em governança corporativa. Contribui para o desempenho sustentável das organizações por meio da geração e disseminação de conhecimento das melhores práticas em governança corporativa, influenciando e representando os mais diversos agentes, visando a uma sociedade melhor, e para isso desenvolve programas de capacitação e certificação de profissionais voltados para a aplicação do ESG, com foco no (G) Governança (www.ibgc.org.br).

Governança corporativa é o sistema pelo qual as empresas e demais organizações são dirigidas, monitoradas e incentivadas, envolvendo os relacionamentos entre sócios, conselho de administração, diretoria, órgãos de fiscalização e controle e demais partes interessadas (www.ibgc.org.br).

Segundo o IBGC, o processo de governança corporativa envolve a criação e execução de estratégias, com análises, fiscalização, auditorias e planejamento que promovam e garantam o equilíbrio da geração de resultados e os valores para as partes interessadas, incluindo a sociedade em geral.

A força que o empreendedorismo possui para buscar novas formas de participação e de gestão com geração de valores para a sociedade em geral demonstra que a visão de governança corporativa sustentada pela vantagem competitiva sustentável é o foco de visão dessas organizações e agora recentemente no setor saúde, especialmente no setor privado e de cooperativismo.

As cooperativas de trabalho em saúde, especialmente as cooperativas médicas, contribuem para o desenvolvimento de serviços estratégicos, portanto, o ESG deve fazer parte dos seus respectivos planos estratégicos e dos processos de governança corporativa.

Governança corporativa, também, alcança as cooperativas que são sociedades de pessoas constituídas para prestar serviços aos associados. As cooperativas têm sua distribuição de resultados vinculada às operações efetuadas pelo associado com a cooperativa e desvinculada da participação no capital, assim como possuem seus direitos políticos vinculados unicamente às pessoas, não importando a participação no capital.

As cooperativas são parte relevante da economia brasileira e a adoção de práticas de governança pode contribuir para aprimorar sua administração e os relacionamentos entre todos os agentes desse sistema (cooperados, administradores, funcionários e sociedade), reduzindo possíveis conflitos e riscos inerentes a esse tipo de organização.

A primeira Cooperativa de Trabalho Médico foi criada em dezembro de 1967, em Santos (SP), e com ela surgia o Cooperativismo de Trabalho Médico, na modalidade inédita no Brasil e no mundo. E como sistema, hoje denominado sistema Unimed, alcançou abrangência nacional de forma capilarizada, em 84% do território nacional. Atualmente, conta com 342 cooperativas singulares, 118 mil médicos cooperados, 19 milhões de beneficiários e rede de 2.405 hospitais credenciados, entre privados e filantrópicos, e 150 hospitais próprios, além de uma gama de pronto atendimento, laboratórios, fisioterapia, serviços de quimioterapia credenciados e próprios, alcançando mais de 29 mil estabelecimentos de saúde (www.unimedbrasil.coop.br).

No Estado de São Paulo, as cooperativas Unimed, juntas, formam a FESP –Federação do Estado de São Paulo, e conta com 76 cooperativas, 3,7 milhões de beneficiários, 36 mil colaboradores, 21,3 mil médicos cooperados, além de uma estrutura operacional com 52 hospitais de recursos próprios, 51 pronto atendimentos, 38 unidades de atenção primária à saúde, 38 centros de diagnósticos, 12 centro de vacinação, 34 laboratórios, 45 farmácias, e 9 óticas, além da estrutura da rede de serviços credenciada e contratada (www.fesp.coop.br).

O comando político estratégico em âmbito nacional é feito pela Unimed Brasil, que cuida da marca e aplicabilidade de ética, *compliance,* responsabilidade social, sustentabilidade. Recentemente, a Unimed Brasil discutiu em um fórum nacional a questão de um modelo de planejamento estratégico que permita a inclusão da perspectiva ESG (ambiental, social e governança).

No setor da indústria de saúde, especialmente a hospitalar, existem algumas instituições e associações que os representam e entre essas, no segmento de hospitais privados, a que mais os representa é a ANAHP – Associação Nacional de Hospitais Privados.

A ANAHP foi criada em 11 de maio de 2001, no 1º Fórum Top Hospital em Brasília – DF e efetivamente fundada em setembro do mesmo ano. É uma entidade representativa dos principais hospitais privados de excelência do País. Tem por objetivos defender os interesses, bem como expandir as melhorias alcançadas pelas instituições privadas.

Exerce função estratégica no cenário político e institucional, principalmente no desdobramento de temas essenciais à sustentabilidade do sistema. Atua para promover o desenvolvimento do setor saúde no segmento de hospitais privados, em busca da excelência, aplicando certificações de qualidade e segurança no atendimento hospitalar e da acreditação dos seus hospitais associados, com o propósito de se comunicar como organizações em que seus serviços são de excelência, e com isso, por meio do *neuromarking*, estimula a fidelidade dos clientes a esses hospitais associados.

Define como sua visão – ser reconhecida como a instituição representativa dos hospitais de excelência no setor privado, liderando o processo de fortalecimento do sistema de saúde e criando confiança e fidelidade nos clientes consumidores de seus serviços.

Como missão apresenta – "representar os legítimos interesses dos seus hospitais membros, desenvolvendo uma imagem de agregação de valor e, por meio de iniciativas inovadoras e modelos de excelência, promover a qualidade da assistência médico-hospitalar no Brasil".

Seus valores são destacados como: Espírito Associativo, Empreendedorismos; Ética, Responsabilidade Social; Gestão de Excelência www.anahp.com.br.

Em termos de acreditação, o País tem 8,5% dos hospitais privados com alguma acreditação e, desses, 36,6% dos hospitais privados acreditados são associados da ANAHP. Dos acreditados, 19% das acreditações nacionais são de hospitais associados à ANAHP, enquanto das certificações internacionais 86,2% são hospitais associados à ANAPH, sendo esse seu ponto forte de atração e fidelização de clientes, mas ainda não existe certificação de ESG, no Brasil, e a Associação apresenta diversos hospitais que têm "casos" relatados de boas práticas de ESG (Quadro 7.1).

Do ponto de vista de *compliance*, a ANAHP apresenta as seguintes *performances*:

- 93,48% possui código de conduta;
- 92,39% tem canal de denúncias relacionadas a temas éticos;
- 92,39% possui políticas e normas que contemplam as consequências administrativas e/ou medidas disciplinares para o caso de violação de leis ou das normas de conduta;
- 91,30% possui comitê de ética e *compliance*;

QUADRO 7.1 – Acreditações – perfil ANAHP.

Acreditação	ANAHP	Brasil	% ANAHP
ONA III	58	190	30,53
QMENTUM Internacional	42	43	97,67
JCI	36	46	78,26
ONAII	17	93	18,28
ONA I	13	83	15,66
Dias/NIAHO	2	4	50,00
Total	168	459	36,60
Internacionais	80	93	86,02

Fonte: observatório ANAHP, 2022.

- 90,22% conhece seus principais temas críticos de ética e *compliance*;
- 90,22% treina e comunica seus colaboradores em relação aos temas de ética e *compliance*;
- 85,87% possui auditoria interna independente que revisa e recomenda ações de melhoria para o ambiente e controles internos;
- 73,91% tem um profissional ou departamento/área de *compliance* (www.anahp.com.br).

Portanto, o novo estilo de liderança de alta *performance* e de inovação exponencial abre mais uma perspectiva no planejamento estratégico estruturado pelo BSC (*Balanced Scorecard*), das cooperativas e dos hospitais privados dentro dos seus corpos associativos, incluindo a perspectiva ESG como estratégia de sustentabilidades social, ambiental e financeira (governança), de modo que permite avaliar se a organização se destaca como maior poder de vantagem competitiva, aplicando o ESG.

Consequentemente, o melhor selo de acreditação que essas associações possam e devem adotar, sobrepondo todas as outras, é a acreditação de ESG, com isso oferecendo o que há de mais moderno na categorização dos bons e excelentes hospitais.

■ FUNDAMENTAÇÃO DO ESG HOSPITALAR

Preocupada com as questões de meio ambiente, preservação de florestas, eliminação de carbono e outros fatores que impactam a vida no

Planeta, em 2015, a ONU (Organização das Nações Unidas) propôs uma agenda com 17 objetivos de Desenvolvimento Sustentável (ODS) para que os líderes mundiais se comprometessem, de forma coletiva, a atender as necessidades da humanidade. Essa proposta visa acabar com a fome, erradicar a pobreza, eliminar carbono, proteger florestas, combater a corrupção, combater a discriminação, defender a diversidade, promover saúde e bem-estar, paz, justiça e instituições eficazes com boas práticas de relacionamento e de representatividade social (Cruz, 2022).

Esses objetivos foram propostos para que se concretizem plenamente até 2030, daí o título dessa ação mundial como Agenda ONU 30. E em 2020, em Davos, Suíça, foi realizado o primeiro relatório a respeito da agenda, e observou-se que os indicadores não eram tão favoráveis e que o progresso existiu, mas de forma tênue, assim a proposta foi aprimorada, discutida e reformulada.

Nessa reorientação, recomendou-se também a determinação de propostas mais amplas para áreas sociais e de serviço. Com isso, especificamente na área da Saúde e hospitalar, os ODS (Objetivos de Desenvolvimento Sustentável) que mais se destacam e mais se aplicam são:

- ODS 3 – Saúde e bem-estar.
- ODS 8 – Trabalho decente e crescimento econômico.
- 0DS 5 – Igualdade de gêneros.
- ODS 10 – Redução da desigualdade.
- ODS 16 – Paz, justiça e instituições eficazes.

Obviamente para o desenvolvimento e aplicação desses objetivos é essencial à estruturação um modelo de Governança forte e, destarte, incorpora-se de forma definitiva o ESG nos hospitais e consolida os conceitos de Governança como essenciais para o desenvolvimento do relacionamento ambiental e social, especialmente, dentro das organizações, portanto, o ponto central da aplicação dos ODS no formato de ESG é a Governança Corporativa, especialmente em sua gestão (Cruz, 2022).

■ VANTAGEM COMPETITIVA SUSTENTÁVEL

O mundo corporativo durante muito tempo considerou em seus planejamentos estratégicos a vantagem competitiva, mediante a acirrada disputa com seus concorrentes e consequentemente as forças definidas por Porter (1998) no mercado concorrencial e a construção da Matriz de análise SWOT (em inglês, significa *Strenghts, Weaknesses, Opportunities e Threats*; e em português significa Forças, Fraquezas, Oportunidades e Ameaças) dominaram o receituário de práticas dos gestores e empreendedores e essa concorrência buscava, até recentemente, a dominação dos custos e a diferenciação dos produtos, aplicados pela adoção de estratégias empresariais, defendidas pelo modelo estratégico de Porter.

Segundo Porter, a vantagem competitiva tem por base três pilares: excelência operacional/liderança de preço, liderança de produto/qualidade, intimidade com o cliente e alinhamento desses três pilares. É o que Porter denomina de enfoque.

Até recentemente, definia-se a vantagem competitiva como atributo ou conjunto de características que posiciona determinada empresa à frente das concorrentes no mercado em um posicionamento bem concorrencial e agressivo e baseado no enfoque definido por Porter (Borba, 2009 e 2014).

Philip Kotler, Tom Peters e especialmente Peter Drucker, citados por Lisboa e Borba, 2009), são unânimes em afirmar que as empresas neste século serão direcionadas para o ambiente externo e não apenas para o interno e que isso implica mudança profunda de perspectivas promovendo uma nova visão de sociedade e de cuidados, onde se encaixa o ESG.

Segundo Kotler e Kotler (2018), citados por Cruz, o relacionamento entre empresas e sociedade mudou, pois essa exerce uma pressão sobre aquelas, a partir de canais de comunicação diretos e indiretos (como as bases sociais). Por isso, as empresas estão atentas às exigências desses consumidores, e para que não sofram prejuízos na imagem de suas marcas, isto é, na sua reputação, passam a dar maior visibilidade ao que fazem no campo social (S) (Cruz, 2022).

A **vantagem competitiva sustentável** é uma consequência da vantagem competitiva clássica e, com a aplicação dos ODS e com a evolução do ESG, as empresas, impulsionadas pela responsabilidade social, iniciam uma nova abordagem sobre vantagem competitiva, agora, com a inclusão de desenvolvimento sustentável, com gestão ética, anticorrupção e códigos de *compliance*. Desse modo, as empresas, em vez de serem escolhidas pela agressividade no mercado, são avaliadas e acreditadas pelas suas boas práticas, pelas parcerias e pela cooperação, aferidas por indicadores que lhes dão visibilidade no mercado como organizações responsáveis com o meio ambiente, com as questões sociais e pela sua estrutura e estilo de gestão transparente.

▪ VANTAGEM COMPETITIVA SUSTENTÁVEL NA SAÚDE

Na área da saúde a Agenda ONU 30, com o emprego do ESG, ganha força e cada dia mais as organizações de saúde, entidades sociais, hospitais, cooperativas de profissionais de saúde e especialmente de trabalho médico aderem a inclusão e aplicação de práticas de ESG, tornando-se visíveis, responsáveis e acreditadas pela sociedade, com isso torna-se natural a evolução da vantagem competitiva defendida por Porter para o novo modelo de vantagem competitiva sustentável. E para isso é necessário um reposicionamento da organização no ambiente (Figura 7.1).

Essa vantagem competitiva sustentável é possível de ser demonstrada por indicadores e sistemas informatizados com aplicação e evolução do ESG e de forma clara e objetiva apresenta a vantagem competitiva mediante a qualidade de seus serviços, centralidade no atendimento de pacientes e que geram mais confiança, fidelidade de clientes e vantagens financeiras com mais investimentos dos sócios, cooperados e dos investidores do mercado de capitais.

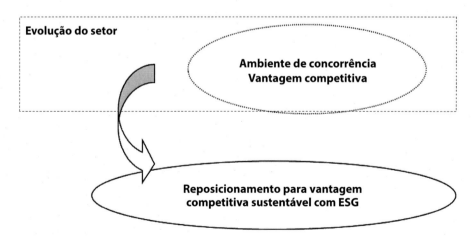

FIGURA 7.1 – Reposicionamento da organização pela vantagem competitiva sustentável. Fonte: pesquisador Borba.

Obviamente, o ESG desenvolve a visão abrangente de forma de integralidade, permitindo às organizações adotar as ações de governança, que diretamente impactam nas melhores práticas ambientais e sociais, gerando um modelo de gestão sustentável na organização e propiciando uma real vantagem competitiva em relação a seus concorrentes, bem como acesso a novos mercados e investimento (especialmente pelas práticas de ESG). Para isso, é importante o reposicionamento no mercado e perante a sociedade.

Segundo o IBGC, Governança Corporativa se pauta pelos tradicionais pilares de transparência, prestação de contas, equidade e responsabilidade corporativa. E dentro desse pilar de responsabilidade corporativa já havia a preocupação com o *compliance* e a responsabilidade socioambiental, o que gera uma agenda de governança positiva.

A governança, portanto, dentro de um modelo estratégico com agenda positiva e visando à vantagem competitiva sustentável, estruturada no ESG, é tema a ser constantemente trabalhado por toda organização que quer crescer de forma sustentável (Quadro 7.2).

QUADRO 7.2 – Modelo estratégico de vantagem competitiva sustentável.

Estratégias de Porter	Unicidade observada pelo cliente	Posição de baixo custo
No âmbito de toda a indústria	Diferenciação	Liderança no custo
Apenas no segmento particular	Enfoque	
	Vantagem competitiva no mercado concorrencial	
Sociedade em geral	Estratégia de sustentabilidade ESG	
	Vantagem competitiva sustentável	

Fonte: adaptado do modelo estratégico de Porter, pelo autor, 2023.

Saúde é um bem essencial para indivíduos e para a sociedade e traz em sua definição o conceito amplo, estabelecido pela OMS (Organização Mundial da Saúde) em 1947 e complementado em 2020 como: um estado de completo bem-estar físico, mental e social e não somente ausência de afeções e enfermidades, e a partir dessa definição assume-se também as partes de saúde preventiva, saúde coletiva e saúde dos indivíduos.

A Constituição Federal do Brasil em seu artigo 196 define saúde como: "direito de todos e dever do Estado, garantido mediante políticas sociais e econômicas que visem à redução do risco de doença e de outros agravos e ao acesso universal e igualitário às ações e serviços para sua promoção, proteção e recuperação".

Com essa amplitude, entende-se que Governança em Saúde é essencial não apenas por governos, mas, inclusive, para as organizações, e daí a importância da **vantagem competitiva sustentável.** Portanto, além de ser questão de políticas públicas defendida pelo setor público, deve também alcançar o setor privado de saúde, mediante mecanismos de controles e de acreditação dos serviços prestados.

Esse é o novo posicionamento dos líderes hospitalares que atuam com alta *performance* e inovação, trazendo, doravante, a adoção de uma perspectiva específica de ESG no planejamento estratégico de hospitais, quer sejam hospitais públicos, filantrópicos, de recursos Ppróprios e essencialmente privados.

Os relatórios de gestão das organizações hospitalares acompanhados de DRE (Demonstrativo de Resultado Econômico), doravante, devem trazer também os dados econômicos relativos à aplicação de ESG, de forma que possam estimular cada vez mais os investimentos nessas organizações, de modo que se possar apurar e destacar se as ações de sustentabilidade definidas como ODS e como ESG, o quanto impactam como vantagem competitiva de mercado (valor da marca) definidas vantagem competitiva sustentável, que possa a ser apurada em *Valuation*.

▪ BIBLIOGRAFIA

Borba VR. Gestão Estratégica e Planos de Marketing para Organizações de Saúde. Rio de Janeiro: Editoras Cultura Médica e Guanabara Koogan – Grupo Gen; 2009.

Borba VR. Integridade Convergente. Rio de Janeiro: DOC Editora; 2014.

Borba, VR. Governança como Eixo ESG na Saúde. Artigo publicado pela Revista Gestão Primme nº 01, agosto 2023, Ribeirão Preto – Sp.

Brasil. Constituição Federal do Brasil de 1988. Artigo 196.

Cruz A. Introdução ao ESG: meio ambiente, social e govenança corporativa, 2ª ed. São Paulo: Scortecci Editora; 2022.

Lisboa TC, Ulhoa WM, Borba VR, et al. Gestão Finaneira e Administrativa de Organizações de Saúde, São Paulo: Atlas; 2009.

Porter ME. Estratégia Competitiva. 16ª ed. Rio de Janeiro: Campus; 1998.

Vergara SC. Métodos de Pesquisa em Administração. 16ª ed. São Paulo: Gen Atlas; 2019.

https://www.unimedfesp.coop.br/Documentos%20Compartilhados/Relat%C3%B3rio%20Integrados%202021.pdef. Acessado em 03 de julho de 2023.

https://www.unimed.coop.br/site/sistema-unimed. Acessado em 03 de outubro de 2023.

https://www.ibgc.org.br/. Acessado em 03 de outubro de 2023.

CAPÍTULO **8** | **Valdir R. Borba**

NEUROBUSINESS, INOVAÇÕES E NEUROMARKETING: APLICADOS NO SETOR SAÚDE

▪ INTRODUÇÃO

Para se ter um processo de gestão com liderança de alta *performance* é preciso apresentar também o objeto e objetivo dessa liderança na área da saúde, ou seja, o alcance de serviços de excelência, acreditados e de confiança dos clientes, e, nesse sentido, a visão deve ser ampla prestação de serviços humanizados.

Essa prestação de serviços inovadores e humanizados se obtém com o emprego da ciência, especialmente da neurociência relacionada ao atendimento e à fixação da marca de quem presta o serviço, quer seja profissional ou organização de saúde, e consequentemente ganham importância os estudos de neuroimagem (fixação da marca), *neuromarketing* e *neurobusiness*, por isso antecipamos essa apresentação para este capítulo.

Muito tem sido comentada no mundo empresarial a questão de *neuro-marketing*, neuroinovação e temas sobre neurociências relacionadas com vendas e com economia e gestão empresarial, mas pouco compreendidas na área hospitalar, daí o proposito e o desafio de apresentar esses instrumentos nessa área.

■ DESENVOLVIMENTO

Cada vez mais os clientes, consumidores, estão exigentes em relação ao atendimento e com isso torna-se necessário um novo modelo de entender e encantar os clientes e para isso a tecnologia tem contribuído bastante e os estudos sobre comportamento dos consumidores ganham relevância e tornam-se objeto de estudos sobre decisão de compras, desejos, satisfação, daí a importância dos estudos sobre neurociência, *neuromarketing* e neuroinovação.

Segundo Pires (2016), as empresas precisam se reinventar cada vez mais e possuir um diferencial para conseguir conquistar os clientes. Assim, surgem "alternativas que buscam a explicação e compreensão de aspectos complexos da mente humana".

Ainda, segundo Pires (2016), trata-se de estudos que auxiliam no entendimento do comportamento do consumidor, mostrando as reações do cérebro em relação aos estímulos que as propagandas e ações de *marketing* produzem. Por isso, é necessário entender as diversas áreas inter-relacionadas ao comportamento abrangendo conhecimentos como a psicologia, a neurociência e a comunicação.

Segundo Ferreira (2018), para uma definição possível de *neuromarketing*, pode dizer que essa é uma área emergente que conecta estudos interdisciplinares da psicologia e da neurociência com o *marketing*.

A convergência entre teorias do consumidor, comportamento, *marketing* e neurociência ainda é muito nova, mas mostra-se como excelente objeto da neuroeconomia, que integra *marketing*, psicologia, neurociências e outras disciplinas que são aplicadas nesse novo modelo e novo cenário de comportamento/consumo.

O aprendizado e os caminhos de novas sinapses que se estabelecem pela neuroplasticidade do cérebro ganharam destaques com os estudos e intervenções dos pesquisadores das diversas áreas e, portanto, é fundamental que se tenha limites definidos pela ética das pesquisas.

Do ponto de vista da economia e da gestão de negócios, estabelece-se que a ideia inicial, em negócios, é o *insight* que dispara o processo criativo; mas, apenas uma boa ideia, mesmo que tangível, ainda não é uma inovação, e nesse projeto pretende-se aplicar o *neuromarketing* como o campo para a aplicação da inovação com inclusão no mercado de forma a atrair o consumidor.

Segundo Josep Shumpeter, pai da inovação (*apud* Schavaglia, 2022), a inovação "É o produtor que, via de regra, inicia a mudança econômica, e os consumidores são educados por ele"; portanto, constitui-se em mudança no mundo econômico, pelo qual os consumidores aprendem, ou seja, é um processo que pode ser ensinado/aprendido por meio de técnicas de *marketing* e da neurociência.

Segundo Shumpeter (apud Schavaglia, 2022), esse processo de mudança se dá com a introdução de um novo bem ou produto no mercado, introdução de novo método de produção, abertura de um novo mercado, conquista de nova fonte de oferta de matérias-primas e/ou estabelecimento de nova organização de qualquer indústria.

"A virtude da inovação está em enquadrar ideias às necessidades por meio da adaptação, substituição, combinação, ampliação, redução, outras utilizações, eliminação e reversão" (Irigaray et al., 2006, apud Schavaglia, 2022).

O próprio Schavaglia (2022) define inovação como "Gerenciamento do sistema de recompensa do consumidor por meio de novas combinações dos fatores produtivos".

Conforme Michael Porter (1988), "As empresas alcançam vantagem competitiva através de ações de inovação. Abordam a inovação em seu sentido mais amplo, incluindo tanto novas tecnologias quanto novas formas de fazer as coisas".

Compreende-se que a inovação é quando se aplica no mercado, tornando-se o produto ou serviço criado em vantagem competitiva com diferenciação e baixo custo. Portanto, a inovação tem por objetivo a exploração comercial de uma invenção, tecnologia, produto ou processo. A motivação é econômica.

Segundo Porter (1988), a vantagem competitiva tem por base três pilares, excelência operacional e liderança de preço, liderança de produto/qualidade, intimidade com o cliente, e o alinhamento desses três pilares é o que Porter denomina de enfoque. Esse enfoque na área da saúde é a base para o desenvolvimento do *neurobussines* e *neuromarketing*.

◼ NEUROINOVAÇÃO NA ÁREA DA SAÚDE

A área da saúde, especialmente no segmento hospitalar, é riquíssima na questão de inovação a partir do desenvolvimento de novos equipamentos, aprimoramento de equipamentos e de novos serviços, ou novos métodos e processos de trabalho, sendo rica de inovação que se estabelece pelo emprego de *neuromarketing* e neuroinovação.

Neuromarketing na área de saúde está intimamente relacionado ao *marketing* de relacionamento pelo B2C e com ele faz uma integração convergente que visa ao encantamento do cliente pela excelência (acreditação) de seus serviços, o que gera valor e fidelidade.

Segundo Gordon (2002), o *marketing* de relacionamento tem condições de oferecer às empresas uma série de vantagens importantes, tais como desenvolver a fidelidade entre os clientes, dispor de um ambiente que favoreça soluções inovadoras, estabelecer um local propício para testar novas ideias e alinhar a empresa com os clientes que valorizam o que ela tem a oferecer. E isso também é *neuromarketing*.

De acordo com Cruz (2022), do ponto de vista de convergência e de integralidade das diversas vertentes de *marketing*, principalmente o social, e *neuromarketing*, a responsabilidade é da empresa com a Sociedade e seus clientes, incluindo os aspectos éticos, de integridade e de transparência em suas práticas mercadológicas.

Dentro dessa inteireza do *marketing*, ainda se encontra o *marketing* digital, com utilização da *internet* e de redes,e na saúde, os princípios de ética, respeito e integridade são ainda mais rígidos, geralmente observados por legislação dos conselhos de classes dos profissionais de Saúde.

Segundo Ferreira (2018), em relação ao *marketing* digital com aplicação do *neuromarketing*, a *Internet* e os avanços tecnológicos transformaram o *marketing*, com uma abundância de informação e oportunidades, e os consumidores já não aceitam ser sujeitos passivos da comunicação de *marketing*. Isso revolucionou os esforços de *marketing* e as estratégias, forçando as marcas a interagir com consumidores de forma individual, rápida, aberta e constante.

Na era digital, *engagement* é a palavra do momento (Acar, 2016, *apud* Ferreira, 2018). A definição de *marketing* digital refere-se à promoção de produtos e marcas para os consumidores por meio de plataformas digitais, assim como das aplicações para telemóvel (celulares). A eficácia de uma campanha digital é importante para a medição de categorias como *Brand Awareness*, repetição de publicidade, favoritismo de marca e intenção de compra (Ferreira, 2018). Esse é o novo mundo que se deve navegar.

De acordo com BORBA (2009), os avanços tecnológicos, organizacionais e institucionais têm criado um mercado no qual o diferencial do produto tem-se transformado cada vez mais em função de satisfazer e encantar os clientes na área da saúde.

Sendo assim, pode-se observar que os clientes cada vez mais demandam não apenas por produtos, mas especialmente pela plenitude de serviços e para isso o emprego de *neuromarketing* dentro do princípio de inovação é importantíssimo.

No setor da indústria de saúde, especialmente a hospitalar, existem algumas instituições e associações que os representam. tais como ANAHP, CMB, FESP, Unimed Brasil, Sindicatos, Associação de Hospitais e outras.

O grande esforço dessas organizações e de seus hospitais associados se estabelece para conquistar certificações de qualidade e de acreditação, visando preponderantemente a questão de credibilidade da marca, por isso os hospitais desenvolvem práticas de *neurobusiness* e *neuromarkting* especialmente voltadas para a fidelidade de suas respectivas marcas, por exemplo Hospital Israelita Albert Einstein, Hospital Sírio Libanês, Grupo Fleury, Rede D'Or, DASA (Rede Mater Dey, Grupo Santa) e outros. Esse deve ser o objetivo maior das marcas humanizadas (no caso de hospitais). Para isso, torna-se imprescindível um trabalho de remodelagem da gestão interna, de transformação da cultura corporativa e de adequação do seu planejamento estratégico aos novos tempos em relação às suas políticas de qualidade e acreditação, com reforço cognitivo da marca atrelado aos estudos e às práticas de *neurobussines* e *neuromarketing*.

Essas novas marcas, além de estarem bem mais próximas e desenvolverem um relacionamento íntimo com seus públicos, devem refletir também a nova filosofia sobre a qual operam, onde se valorizam as relações humanas, o bem-estar público, a ética, o desenvolvimento sustentável, a busca por constante evolução e aprendizado, mediante as práticas de neuroinovação. Por isso, esses hospitais investem em inovação de processos, serviços, comunicação, visando à fidelidade do cliente e ao *recall* de sua marca e toda uma política e estrutura voltadas para a neuroinovação.

Segundo Bridger (2018), à medida que os vínculos com uma empresa, ao longo do tempo, assumem as feições de um relacionamento pessoal, começa-se a desenvolver em relação a ela algumas das expectativas que cultivamos pessoas.

Portanto, o relacionamento com a empresa, com a marca, com seus produtos e serviços tornam-se vínculos pessoais de escolha, por isso, as organizações de saúde buscam a acreditação como forma de comunicar a excelência de seus serviços, e também usam essa credibilidade como ponto focal que interfere na escolha desses serviços.

Segundo Campos (*apud* Borba, 2004), é essencial ser o fornecedor de serviços da área da saúde rigorosamente claro e exato na demonstração dos seus resultados dos seus serviços e dos seus indicadores, procurando identificar minuciosamente as expectativas e necessidades dos clientes. Portanto, o prestador de serviços na área da saúde deve estar apto a atender as necessidades e expectavas dos clientes-pacientes, e para isso deve apresentar-se esclarecendo dúvidas quanto ao processo operacional e resultados esperados, com menor grau de riscos.

O ambiente hospitalar é salientado como um palco social onde a instituição saúde se materializa e destacando esse mesmo espaço, sob a óptica da atuação dos agentes e os impactos nos arranjos contratuais que proporcionam a inovação com economia nos custos de transação, podendo oferecer uma medicina com custo-benefício e qualidade, focando nos clientes, dentro de um ambiente adequado.

■ GOVERNANÇA COMO PROCESSO DE INOVAÇÃO NA SAÚDE

A criação de ambientes de saúde que permitem a excelência do cuidado assistencial ocorre a partir do desenvolvimento de verdadeiras parcerias de trabalho compartilhado e colaborações entre médicos, enfermeiros, demais profissionais de saúde, gerentes, líderes e educadores na busca de ser inovador e empreendedor na prática assistencial.

A excelência é um *framework* ou modelo com potencial de promover colaboração multidisciplinar e criação de uma cultura organizacional que fomente a inovação e assegure maior qualidade e segurança para os pacientes.

A implementação do modelo de governança clínica compartilhada no âmbito assistencial hospitalar pode variar em forma e alcance. Pode-se implementá-lo em um ou mais níveis organizacionais, bem como ampliar a participação dos profissionais do time assistencial desde as decisões relacionadas aos cuidados diretos dos pacientes até aos aspectos do gerenciamento do ambiente de trabalho como um todo.

Uma das formas de operacionalização do modelo de **governança clínica compartilhada** ocorre por meio do estabelecimento de unidades de controle da prática, que têm como objetivo conferir voz aos profissionais da "linha de frente" nos processos de decisão relacionados à prática assistencial.

A função dessas unidades é a elaboração de um plano de ações e estratégias a serem implementadas a curto, médio e longo prazos (Moore e Hutchison, 2011). Tais unidades possibilitam aos profissionais a participação na definição das políticas e práticas que afetam diretamente sua execução. Para o sucesso da implementação, é importante que os médicos e demais profissionais de saúde, em especial os enfermeiros, conheçam seu papel na organização, bem como a missão e os valores da instituição (Robertson-MALT e Chapman, 2008).

A implantação do modelo de **governança clínica compartilhada** causa um impacto nos seguintes aspectos: melhoria da qualidade assistencial, criação e manutenção de uma rede de comunicação entre os gerentes e profissionais, promoção da liderança e maior autonomia dos profissionais nos processos decisórios.

Para o sucesso da governança clínica compartilhada é fundamental aos gerentes médicos e de enfermagem encorajarem e apoiarem os demais profissionais, especialmente os enfermeiros assistenciais, a liderar o caminho para a melhoria assistencial nos ambientes de trabalho em saúde (Moore e Hutchison, 2011; Barden et al., 2011).

As instituições também têm papel importante nesse processo, pois cabe a elas possibilitar oportunidades de capacitação e aprimoramento profissional, especialmente para as gerações mais jovens de profissionais e que representam o futuro de suas respectivas profissões (Moore e Wells, 2010; Ballard, 2010; Wilson et al., 2008).

INOVAÇÃO PELA GOVERNANÇA CLÍNICA

A aplicação do conceito de governança na área da saúde são os termos governança clínica (*clinical governance*), governança global em saúde (*global health governance*), governança em saúde (*health governance*) e governança hospitalar (*hospital governance*).

Na área da saúde, o conceito de governança é importante porque os sistemas de saúde são orientados por valores e moldados nos ambientes sociais, econômicos e culturais onde se integram, constituindo-se sistemas extremamente específicos em termos de produto, processos e estruturas.

O modelo de governança clínica nasceu a partir das mudanças mais recentes do Sistema de Saúde (*National Health System/NHS*). O conceito propõe a fusão no sentido mais amplo de iniciativas voltadas para a melhoria da assistência, utilizando-se como base os processos de qualidade (principalmente hospitalar) e governança organizacional.

Realmente é um sistema por meio do qual as organizações são responsáveis por melhorar continuamente a qualidade dos seus serviços e a garantia de elevados padrões de atendimento, criando um ambiente de excelência de cuidados clínicos.

Portanto, *a* governança clínica é a estrutura pela qual as organizações nacionais de serviços de saúde são responsáveis pela melhoria contínua e manutenção de padrões elevados de atendimento aos pacientes, visando à excelência do cuidado (Park et al., 2008).

A governança clínica visa à excelência do cuidado e é a estrutura pela qual as organizações nacionais de serviços de saúde são responsáveis pela melhoria contínua e manutenção de padrões elevados de atendimento aos pacientes (Park et al., 2008). Esse modelo teve origem nos anos de 1990 na Inglaterra e tem sido utilizado pela Organização Mundial da Saúde (OMS) como referência para avaliação da qualidade em saúde (Cant et al., 2011).

Na governança clínica os profissionais de saúde, médicos e em especial os enfermeiros desempenham um papel importante na busca pela melhoria do cuidado aos pacientes. Por meio da liderança e supervisão da prática clínica, especialmente os profissionais de saúde podem articular as ações dos profissionais de saúde em prol da qualidade assistencial, bem como influenciar a realização de melhores práticas de cuidado.

NOVOS SERVIÇOS E PRODUTOS DA NEUROINOVAÇÃO HOSPITALAR

PROJETO PARTO ADEQUADO COMO INOVAÇÃO

Como modelo de governança clínica e emprego de neuroinovação e *neuromarketing*, para melhorar o índice de partos normais em relação a cesáreas, foi estabelecido um projeto nacional de governança em obstetrícia em nosso país.

Existe distanciamento entre o cuidado ideal e o real, onde o quadro tradicional da governança hospitalar em que os gestores se ocupam com os aspectos econômicos e financeiros e, por sua vez, os médicos, os enfermeiros cuidam do aspecto assistencial.

Esse modelo já está sendo superado pela moderna governança hospitalar que traz um modelo organizacional multiprofissional e interdependente. São gestores, médicos, enfermeiros, advogados, contadores e outros, todos envolvidos com os problemas da instituição.

A credibilidade da instituição hospitalar agora está nas mãos de cada um dos *stakeholders* que faz parte do time da empresa.

A ANS (Agência de Saúde Suplementar), que normatiza sobre planos de saúde, juntamente com o HIAE (Hospital Israelita Albert Einstein) e o IHI (*Institute for Healthcare Improvement* – www.ihi.org), no final de 2014, estudaram a questão de partos cesáreos e partos vaginais no Brasil. No início de 2015, a ANS editou a Resolução da Diretoria Colegiada (RDC 386/15) para identificar novos modelos de atenção ao parto e ao nascimento, que valorizem o parto normal e reduzam o percentual de cesarianas desnecessárias na saúde suplementar, bem como melhorar a segurança dos pacientes e a experiência do cuidado para mães em hospitais públicos e privados como meta inicial.

Desse modo, com o apoio do Ministério da Saúde (MS) e 42 hospitais, maternidades privadas de todo o Brasil fizeram inscrição para participar do projeto-piloto.

A adesão ao projeto foi voluntária. Entre os principais desafios estava a realização de partos a partir do final da 38ª semana de gestação, exceto em casos de gravidez de risco.

O projeto tem como objetivo central o aumento do parto normal, qualificando os serviços de assistência no pré-parto, parto e pós-parto. A expectativa favorece a redução de cesáreas desnecessárias e de possíveis adversidades decorrentes de um parto não adequado, minimizando riscos desnecessários para a saúde das mães e dos recém-nascidos.

O parto normal, qualificando os serviços de assistência no pré-parto, parto e pós-parto, favorece a redução de cesáreas desnecessárias e de possíveis eventos adversos decorrentes de um parto não adequado. Com isso, busca-se reduzir riscos desnecessários e melhorar a segurança do paciente e a experiência do cuidado para mães e bebês. O objetivo principal é mudar o modelo de atenção ao parto, favorecendo a redução de cesarianas sem indicação clínica e de possíveis eventos adversos decorrentes de um parto não adequado, para isso o projeto tem por objetivo mudar o modelo mental e técnico administrativo de indicação de cesáreas (www.ihi.org/sites/search/pages/results.apx?k=parto+adequado+Brasil).

Segundo a ANS, o Brasil tem a maior taxa de cesarianas do mundo, estimada em 72,8%. A Organização Mundial da Saúde (OMS) preconiza 15%. Mas não é esse o nosso objetivo. Nosso objetivo é reduzir a taxa de cesarianas.

A iniciativa, que tem o apoio do Ministério da Saúde, conquistou a adesão de 38 hospitais particulares e quatro com atendimento pelo Sistema Único de Saúde quando foi lançado, mais do que era projetado. Inicialmente, 20 vagas foram oferecidas. Para atender todos os interessados, foram criados dois grupos, somando 42 instituições inscritas. Dessas, oito estão entre as 30 maiores em volume de partos do País e 12 entre as 100 maiores.

Os hospitais-pilotos e seguidores são acompanhados pelas ANS, IHI e HIAE. Têm acesso a sessões de aprendizado em ciência da melhoria, sessões de treinamento prático em obstetrícia e monitoramento de indicadores.

Já os seguidores são acompanhados pela ANS por meio de reuniões periódicas, podendo ter acesso a treinamentos por meio de vídeos e sessões de aprendizagem virtuais (*open school* do IHI e as videoaulas do HIAE).

As estratégias de ação são as adequações de recursos humanos para a incorporação de equipe multiprofissional nos hospitais e maternidades; capacitação profissional para ampliar a segurança na realização do parto normal; engajamento do corpo clínico, da equipe e das próprias gestantes. Revisão das práticas relacionadas ao atendimento das gestantes e recém-nascidos, desde o pré-natal até o pós-parto.

A principal inovação testada nos hospitais diz respeito às mudanças no processo de cuidado que envolvem:

- Adequação de recursos humanos para a incorporação de equipe multiprofissional nos hospitais e maternidades.
- Capacitação profissional para ampliar a segurança na realização do parto normal.
- Engajamento do corpo clínico, da equipe e das próprias gestantes. (mudança do modelo mental, com neurociência, comunicação social à sociedade).
- Revisão das práticas relacionadas ao atendimento das gestantes e recém-nascidos, desde o pré-natal até o pós-parto.

Cada hospital decide o melhor modelo, ou quais modelos a serem adotados. A intenção é desenvolver mudanças que alterem positivamente o desempenho de um sistema.

OPERADORA DE PLANO DE SAÚDE TOTALMENTE DIGITAL

A grande revolução nas organizações de saúde no mundo é evidente, e no campo de prestação de serviços, a operadora de planos de saúde totalmente digital já é uma realidade semelhante ao mundo financeiro com a moeda digital.

Nos Estados Unidos, há pouco mais de cinco anos surgiu a *startup* Oscar Health (www.hioscar.com), sendo considerada, no momento, o maior *case* de sucesso no mundo corporativo de organizações de saúde. Esse modelo está estruturado totalmente nos parâmetros de *neuromarketing*.

Essa empresa que está revolucionando o mercado de saúde é totalmente digital e voltada para o público-alvo da geração Y nascidos depois de 1980, os considerados "millenials", acostumados com os celulares para tudo.

A empresa foca nos seguintes eixos de crescimento exponencial:

- Crescimento acelerado devido ao *marketing* excepcional – *neuromarketing* e *marketing* de relacionamento.
- Redução da sinistralidade e melhora da experiência do usuário via telessaúde: Fale com o doutor, fale com a enfermeira (gestora virtual da saúde do usuário).

- Promoção de hábitos saudáveis (*fitness* integrado ao plano com rastreamento das atividades e pontuação para desconto em compras em rede credenciada).
- Medicamento gratuito (especialmente de uso contínuo e rastreado pelo celular).
- Gestão da doença por aplicativo da empresa – cada usuário tem uma enfermeira orientadora, à semelhança do gerente virtual de bancos.

ALGUMAS INOVAÇÕES QUE PROMOVEM O *NEUROMARKETING* NA SAÚDE

Recentemente, surgiu um curso específico de MBA sobre inovação em saúde, destinado a profissionais que atuam ou pretendem atuar na área da saúde, tais como: administradores, analista de sistemas, médicos, enfermeiros, arquitetos, engenheiros e outros, para fomentar a inovação disruptiva, estimular a criação de *startups* e abrigar e incubar *startups* de produtos inovadores na área da saúde (www.einstein.br/estrutura/inovação/hit).

O Centro de Inovação Tecnológica (CIT) atua como consultor técnico em projetos de P&D nas áreas de propriedade intelectual, desenvolvimento tecnológico e transferência de tecnologia, incluindo prospecção tecnológica, preparação de projetos, captação de recursos, pedidos de proteção e comercialização de tecnologia. Além disso, possui papel educativo, oferecendo orientação e capacitação em temas ligados à propriedade intelectual.

O CIT também avalia as propostas de projetos enviadas por pesquisadores e profissionais da Sociedade Beneficente Israelita Brasileira Albert Einstein que podem ser concebidas integralmente no Einstein ou em parceria com outras instituições/empresas, universidades e startups, para isso, disponibiliza sua incubadora que abriga até 15 *startups* e promove o fomento com a participação de "anjos patrocinadores".

CONGRESSO INTERNACIONAL HIS – *HEALTHCARE, INNOVATION AND TECNOLOGY*

Anualmente é realizado no Brasil, organizado pelo HIAE, em São Paulo, o Congresso internacional, o HIS – *Healthcare Innovation Show*. Nesses encontros são apresentadas as inovações de produtos e serviços na área da saúde.

HEALTHTECHS QUE ESTÃO TRANSFORMANDO O RELACIONAMENTO NA SAÚDE NO BRASIL

Sem dúvida, estamos entrando na era das *healthtechs* e o cenário é de que nos próximos anos seja muito promissor e que essas mudanças trarão um impacto enorme no relacionamento profissional entre médicos e pacientes e nas relações multiprofissionais em saúde.

Além dessas mudanças profundas, o cenário acena para uma vertiginosa transformação pela inteligência artificial na saúde, com enormes benefícios ao trabalho médico, em um processo acentuado de "computação cognitiva" pelo emprego de robôs-cirurgiões, enfermeiras virtuais e cuidadores virtuais em hospitais e em *home care*. As especialidades que já despontam nessa área de computação cognitiva são, especialmente, oncologia, radiologia, dermatologia, oftalmologia, pneumologia, cirurgia torácica, cardiologia, medicina nuclear e tantas outras.

ALGUNS OUTROS PRODUTOS E SERVIÇOS INOVADORES NA SAÚDE NO BRASIL

A MV Informática, líder nesse segmento, com acelerada internacionalização, tem-se desenvolvido nessa área de inovação, tendo parcerias com empresas do Vale do Silício, com hospitais de Israel e com pesquisadores nacionais e internacionais.

Um dos grandes produtos 4.0 da MV é o hospital inteligente sem papel e totalmente integrado, incluindo os equipamentos médicos, onde se destaca o prontuário letrônico plenamente integrado e a dispensação de medicamentos com checagem beira-leito, em que hospitais possuem carrinhos de medicamentos inteligentes e a dispensação é totalmente automatizada na beira do leito.

No plano de gestão organizacional a empresa tem apresentado também os produtos inovadores de *Comannd Center*, *Global Heath* e outros (www.mv.com.br).

PRODUTOS E SERVIÇOS INOVADORES DE GESTÃO NA SAÚDE

Na gestão hospitalar tem-se acelerado desenvolvimento de aplicativos e de sistemas 4.0 e, entre eles, destacamos o GPS de Governança

Clínica da 2iM, indicadores assistenciais e hospitalares com *comannd center* da *Weknow*, além do programa de gestão por competência no hospital, desenvolvido pela fator Rh, e a questão da robotização na logística de armazenagem e distribuição de materiais e medicamentos em hospitais.

O desenvolvimento de inovações na saúde cresce a cada dia, e agora com o modelo de consulta *on-line* de aconselhamento médico pela *internet* e com a telemedicina em franco desenvolvimento, com *machine learning* (aprendizado de máquina) e *blockchain* (protocolos de confiança) para o atendimento *on-line* virtual, rapidamente teremos um outro modelo assistencial e gerencial na saúde.

INOVAÇÃO E RELACIONAMENTO DO *NEUROMARKETING* E *MARKETING* DIGITAL NA SAÚDE

Tecnologia e Inovação andam de mãos dadas com a Comunicação em rede, ou com o *marketing* de relacionamento pela internet. Não se pode desprender (descolar) um do outro.

O mundo tecnológico e inovador passa obrigatoriamente pelo relacionamento de rede, ou seja, pela comunicação digital, especialmente pelo *inbound marketing*, ou marketing de atração e *neuromarketing*.

Certamente para atrair e conquistar clientes em qualquer área de produtos ou serviços, o que dá resultado é o *marketing* de atração desenvolvido na plataforma do *marketing* digital, e daí surge um novo profissional, ou seja, o *designer de marketing digital* focado no relacionamento e de forma a atrair lientes em potencial, mediante o relacionamento digital.

Esse novo formato de *marketing* que está nascendo, agora com a geração de inovadores e na maioria das vezes comandados por jovens nascidos de 1990 para cá tem como estratégia e tática o interagir dos diferentes perfis de usuários na jornada de consumidores, por meio do *marketing* digital com o apoio do *neuromarketing*. Isso é muito percebido na questão de planos de saúde.

Por esse meio é possível munir o cliente de informações conforme seu interesse pelo tema que busca e, para isso, utiliza-se de *sites* e plataforma de buscas.

O primeiro e mais importante passo é atrair visitantes qualificados para determinado *website* e, a partir dessa visita inicial, utilizar-se da estratégia de captura de informações relevantes sobre o visitante, convertendo-o em *lead* ou contato.

Essas informações, altamente valiosas, como *e-mail*, endereço, telefone, interesses, idade e outros são transformadas, catalogadas, trabalhadas e armazenadas de forma segmentada, são preciosíssimas para conduzir os relacionamentos futuros.

O MÉDICO NA ERA DIGITAL DE COMUNICAÇÃO

Recomenda-se que esse relacionamento do *inbound* na área da saúde seja de caráter educativo, ético, transitando informações relevantes de maneira geral e orientações quanto a esclarecimentos gerais, procurando evitar o *marketing* aberto e/ou de propaganda, sensacionalismos, autopromoção e mercantilização, pois, além de não ética e má prática dessas posturas, a matéria é regulada por Resoluções do Conselho Federal de Medicina que disciplina todo o material de divulgação, comunicação, promoção e propaganda na área médica.

O primeiro e mais importante veículo do *marketing* digital ou de relacionamento entre médico e pacientes é o *WhatsApp*, devido à sua rapidez e direcionamento, e a versão *WhatsApp Business* é a mais indicada para esse relacionamento. Entretanto, é preciso tomar alguns preciosos cuidados na sua utilização, devendo ser utilizado apenas para agendar consultas, mudar horários, agendar avaliações e cuidados pós-cirúrgicos. Para isso, é preciso treinar toda sua equipe de auxiliares, para que esse canal seja apenas de orientações e de respostas rápidas, pois nem sempre o médico estará disponível para esse contato, então ele será feito por meio desses auxiliares, com autorização do médico.

Todos os hospitais utilizam dessa ferramenta para interconectar médicos e profissionais da equipe assistencial de acordo com especialidades e assuntos, mas todo cuidado deve ser tomado para preservar a identidade e as informações médicas de pacientes.

Do ponto de vista do profissional médico, os especialistas em *marketing* digital afirmam que as ferramentas preferidas dos médicos são as redes sociais e digitais de relacionamento, pois servem para aproximar o médico e o paciente, Nesse particular, as mídias servem de instrumento de ajuda, mostrando que o profissional é especialista em determinada área, e levam informações de qualidade, sem ferir a ética, mas com o objetivo de bem informar e despertar o interesse do cliente-paciente por meio do *marketing* digital e do *neuromarketing*.

■ CONSIDERAÇÕES FINAIS

Nesta obra buscamos demonstrar a importância do desenvolvimento de inovações na área da saúde com aplicação de neurociência, *neurobusiness* e *neuromarketing* para os produtos e serviços e a preocupação com qualidade e segurança para a população que consume esses serviços de saúde.

Fica evidente também a questão da importância da neuroimagem da marca das instituições que utilizam da inovação para fixar a confiança e a respeitabilidade que traz, mediante a obtenção das acreditações e certificações de seus produtos e serviços (Ona et al.).

Destaca-se também que o ambiente promove essa credibilidade, que é assegurada pelos processos de qualidade e segurança do cliente-paciente e que o *neuromarketing* é uma ferramenta que pode ser usada no aspecto coletivo.

A importância dos projetos de boas práticas de *marketing* de relacionamento, que elevam o conceito de neuroimagem, aplicados nos hospitais e que isso leva a uma vantagem competitiva ampliada de forma sustentável, que atrai investimentos e resultados, é, portanto, uma vantagem comprovada, especialmente naqueles que investem em inovações.

Portanto, é possível estabelecer *neuromarketing* junto aos clientes de serviços de saúde, desde que praticado de forma humanizada e ética. Os hospitais têm investido nesse modelo, visando sempre a boa comunicação social, o que torna possível integrar *neuromarketing* de consumidores com *marketing* digital na área da saúde, bem como é possível identificar os principais produtos e serviços inovadores na área da saúde, com produtos e serviços, certificados e acreditados.

O *neurobusiness* e o *neuromarketing* na gestão estratégica no mercado de saúde são realmente o modelo de inovações aplicável em hospital como instrumento de vantagem competitiva sustentável.

■ BIBLIOGRAFIA

Benvilacqua R, Alberto F. Governança Corporativa em Saúde: Temas para um novo cenário competitivo. São Paulo: IBGC; 2022.

Barden A, Quinn GM, Donahue M, Fitzpatrick J. Shared governance and empowerment in registered nurses working in a hospital setting. Nurs Adm Q. 2011;35(3):212-8.

Borba VR. Marketing de Relacionamento para Organizações de Saúde: Fidelização de Clientes e Gestão de Parcerias. 2ª ed. Editor ATLAS 2004: 2007.

Borba VR. Gestão Estratégica e Planos de Marketing para Organizações de Saúde. Rio de Janeiro: Editoras Cultura Médica e Guanabara Koogan, Grupo Gen; 2009.

Borba VR. Integridade Convergente. Rio de Janeiro: DOC Editora; 2014.

Bridger D. Neuromarketing. São Paulo: Autentica Business Editora; 2018.

Chavaglia JN. Neuromarketing for innovation – material de aula da FCU Florida Christian University; 2022.

Cruz A. Introdução ao ESG: Meio ambiente, social e governança corporativa. 2ª ed. São Paulo: Scortecci; 2022.

Ferreira EMM. Dissertação de Mestrado. Abordagem ao neuromarketing e sua relação com o marketing digital – ISCAP. Instituto Superior de Contabilidade e Administração do Porto; 2018.

Gordon I. Marketing de Relacionamento: estratégias, técnicas e tecnologias para conquistar clientes e mantê-los para sempre. 5ª ed. São Paulo: Futura; 2002.

Jones S. Local implementation of the essence of care benchmarks. Nurs Standar. 2008;22(37):35-40.

Lisboa TC, Ulhoa WM, Borba VR, et al. Gestão Financeira e Administrativa de Organizações de Saúde. São Paulo: Atlas; 2009.

McSherry R, Pearce P, Grimwood K, McSherry, W. The pivotal role of nurse managers, leader and educators in enabling excellence in nursing care. J Nurs Manag. 2012;20(1):7-19.

Moore SC, Wells NJ. Staff nurses lead the way for improvement to shared governance structure. J Nurs Manag. 2010;40(11):447-82.

Park J, Catherine MA, Moira C. Improving patient car and clinical governance through the utilisation of a clinical information system. Clinical Governance An International Journal. 2008;13(4):254-60.

Pires SP. Neuromarketing e as influências no comportamento do consumidor. Instituto Federal São Carlos; 2016.

Porter ME. Estratégia Competitiva. 16ª ed. Rio de Janeiro: Campus; 1988.

Robertson-Malt S, Chapman Y. Finding the right direction: the importance of open communication in a governance model of nurse management. Contemp Nurse. 2008;29(1):60-6.

Sites: www.anahp.com.br/pdf/observatorio-2022.pdf

www.ans.gov.br

www.ibgc.org.br

www.einstein.br/estrutura/inovacao

www.einstein.br/estrutura/inovacao/hit)

www.ibm.com

www.ihi.org

www.ihi.org/sites/search/pages/results.apx?k=parto+adequado+Brasil)

www.mv.com.br

PARTE 4

ESPECIAL

CAPÍTULO 9 | Roberto Gordilho

MANUAL DA GESTÃO ÁGIL NA SAÚDE COM APLICAÇÃO DE MODERNAS FERRAMENTAS DE GESTÃO

■ O FUTURO É ÁGIL NA SAÚDE

MÉTODOS ÁGEIS DE GESTÃO: UMA REALIDADE QUE VEIO PARA FICAR

Os métodos ágeis (também conhecidos como metodologias leves ou ágeis) são abordagens e valores para criar serviços, produtos e modelos de gestão criados por profissionais de desenvolvimento de *softwares* do final do século XX para garantir resultados rápidos em curto espaço de tempo, em um ambiente no qual a imprevisibilidade é uma variável importante do processo. Ou seja, nada mais parecido com o momento que é a nova realidade da Saúde com a necessidade de repensar seu modelo de negócios, criar novos produtos e serviços e buscar uma aproximação maior com o cliente.

Explicando de maneira genérica, as metodologias ágeis são compostas por um conjunto de técnicas que permitem aos negócios definirem modelos de gestão mais adaptáveis às mudanças do momento. Além disso, esses conceitos proporcionam ao gestor estruturar as entregas em ciclos curtos, permitindo velocidade e aprendizado contínuo da equipe. Ou seja, um dos principais princípios das metodologias ágeis são os resultados obtidos de forma mais rápida e com maior frequência.

Minha abordagem de metodologias ágeis dentro de organizações de Saúde é a aplicação no gerenciamento de projetos e inovação, ainda não conheço nenhum caso na área da Saúde (pode ser que exista e eu não conheça) de uma organização realizando sua operação inteira no modelo ágil.

O objetivo deste capítulo não é defender que organizações de Saúde adotem 100% do modelo ágil em sua operação, mas apenas trazer uma nova perspectiva que pode contribuir com o desenvolvimento de novas visões e formas de operar a organização.

Existem muitas vantagens da aplicação de métodos ágeis em detrimento das abordagens tradicionais no gerenciamento de projetos. E dedicamos mais à frente um tópico específico para falarmos sobre as diferenças entre metodologias ágeis e clássicas.

Por enquanto, podemos destacar algumas vantagens do pensamento ágil:

- Maior alinhamento entre o time e os clientes com rápida resolução de possíveis problemas e conflitos.
- Redução de riscos.
- Economia de recursos por meio de entregas mais assertivas.
- Maior agilidade e eficiência nas entregas e na execução do projeto.
- Maior flexibilidade para propor alternativas e chegar à melhor solução possível nos momentos de impasse.

Existem diversas metodologias ágeis que podem ser aplicadas a projetos. As principais serão apresentadas ao longo deste capítulo, vamos começar entendendo como tudo isso começa.

Manifesto ágil

Os resultados são para ontem. A urgência de adaptação aos novos cenários se apresenta a todo instante para quem está à frente dos negócios em saúde. Claro, a agilidade tem que estar calçada por boas estratégias para que, de fato, os resultados sejam entregues com qualidade e atendam às demandas dos clientes. E ser ágil muitas vezes implica deixar ferramentas e documentos em segundo plano, tornando relações e pessoas peças fundamentais no desenvolvimento de serviços e produtos na saúde. Esse fator é apenas uma das contribuições do manifesto ágil.

O documento foi elaborado em 2001, como uma forma de melhorar, de maneira acelerada, o desenvolvimento de *softwares*. É por isso que apresentar o manifesto em sua forma original pode gerar barreiras e desafios complexos para o treinamento de equipes e condução de novos projetos. Assim, ajustar os valores e princípios das metodologias ágeis aos negócios ganhou predominância nas mais variadas indústrias. Afinal, todas as pessoas querem serviços, produtos e experiências de qualidade de forma mais acessível e prática.

Dezessete cabeças e 12 princípios

Historicamente, o manifesto ágil foi produzido por desenvolvedores adeptos de métodos ágeis como Scrum, XP e DSDM. Em uma reunião realizada em Utah, estado norte-americano, 17 profissionais de TI (Tecnologia da Informação) apresentaram em fevereiro de 2001[1] proposições favoráveis ao abandono da prevalência da documentação, padronização e execução de tarefas pelo efeito rígido de sequenciamento no desenvolvimento de *softwares* e projetos.

Mas isso implica abandonar os processos e indicadores?

Muito pelo contrário. Essa cultura, embora tenha sua fundação na TI, está assegurada por 4 valores importantes para qualquer tipo de negócio:

- **Indivíduos e interações acima de processos e ferramentas** – os processos são importantes, porém, o gestor deve sempre lembrar que eles são executados por pessoas. Por terem habilidades e formas distintas de interagirem com os processos, essas visões são fundamentais para rever a estrutura operacional.

- *Software* **funcional mais que documentação abrangente** – na visão dos negócios em saúde, esse valor pode ser traduzido como foco na entrega – mais foco no valor ao cliente e menos foco nas tarefas.

---

[1] Disponível em: https://robsoncamargo.com.br/blog/Manifesto-Agil-entenda-como-surgiu-e-conheca-os-12-principios#:~:text=Manifesto%20C3%81gil%3A%20como%20surgiu%3F,estado%20norte%2Damericano%20de%20Utah. Acessado em 16 de setembro de 2021.

- **Colaboração do cliente mais que negociação de contratos** – atender a demanda do cliente é mais importante que se ater a detalhes que não agregam valor, o modelo é construir soluções entendendo a demanda do cliente.

- **Responder a mudanças mais que seguir um plano** – existem muitas formas de se chegar a um lugar. O negócio, contudo, precisa prosperar. Portanto, se um planejamento não está atingindo as metas esperadas, é o momento de se adaptar para manter o equilíbrio. Em momentos de transformação, mais que nunca, precisa-se entender que o planejamento é uma trilha, não um trilho.

Os 12 princípios

O quarteto de valores rege 12 princípios que norteiam as estratégias ágeis de entrega. Na verdade, são parâmetros culturais que devem ser compartilhados entre as equipes visando sempre à agilidade na entrega de valor para os clientes:

- **Satisfação do cliente** – prioridade máxima que deve ser representada pela entrega contínua de valor.

- **Velocidade de mudança como vantagem competitiva** – esse é o requisito que permite às organizações de saúde se destacarem no ambiente altamente disruptivo e em transformação.

- **Prazos** – entregas parciais devem acontecer com frequência e, de preferência, em períodos cada vez mais curtos.

- **Trabalho em conjunto** – as pessoas precisam operar em times para produzir valor para os clientes.

- **Ambientação colaborativa** – a colaboração deve ser estimulada em todas as etapas do processo, substituir os feudos por um ambiente colaborativo.

- **Comunicação clara** – os times precisam estar em sintonia, compreender a missão, a importância de cada tarefa executada e as necessidades de interação com outras equipes.

- **Funcionalidade** – simplificar e avançar para alcançar eficiência máxima.

- **Sustentabilidade** – um ambiente sustentável acontece quando o planejamento é construído por iterações e envolvimento de todos os envolvidos no negócio; patrocinadores, desenvolvedores e usuários sendo capazes de manter passos constantes.

- **Revisão** – atenção contínua à excelência aumenta a agilidade a cada ciclo do processo.

- **Simplicidade** – trata-se da habilidade de maximizar os resultados e minimizar a quantidade de trabalho não realizado.

- **Autonomia** – times que a têm conseguem se auto-organizar, entregar valor e resultados em menos tempo, mais liderança, menos chefe.

- **Otimizações** – capacidade de aprender e melhorar a cada ciclo.

Dentro dos projetos em organizações de saúde, a implementação das ideias do manifesto ágil pode representar a liberdade da gestão diante das práticas (pesadas) que impedem a evolução e adaptação em alta velocidade. O dinamismo está sendo cobrado pelas carências e demandas mercadológicas que estão em frenético processo de desenvolvimento e transformação. Portanto, a agilidade tem pouco ou nada a ver com a falta de estratégia e habilidade gerencial. É um modelo moderno de conduzir o negócio para a entrega contínua de valor com a adaptabilidade como fator competitivo.

Gestão clássica *versus* ágil

Você sabe qual a diferença entre o modelo clássico de gerenciar projetos e o pensamento ágil? Vamos falar mais um pouco sobre a importância do ativo mais caro para os empreendimentos: tempo!

Metodologias de gestão podem estar em todos os ambientes de negócio. Para se colocar em prática um projeto ou desenvolver novos serviços e produtos, é fundamental saber onde se quer chegar e quais caminhos percorrer. Grandes feitos na indústria da saúde, como os observados em fusões e consolidações, demandam dos gestores uma série de habilidades e práticas que guiam os negócios para o sucesso. E diante de um mundo ágil, o tempo de resposta e adaptação a cenários disruptivos pede que os executivos revejam constantemente as metodologias e estratégias que estão praticando.

174   Transformação, Modernidade e Maturidade de Gestão na Saúde

Na gestão clássica, as metodologias são baseadas, muitas vezes, em etapas rígidas com alto índice de controle e monitoramento. As etapas de cada processo são definidas, documentadas e seguem com rigor os padrões estipulados no planejamento. Os resultados deveriam ser os esperados ao final de cada etapa e, para isso, acredita-se que as equipes sigam as determinações com empenho e sem opção para que cada pessoa pense por si própria e seja capaz de inovar diante os desafios, é o típico modelo planejamento, comando e controle.

As metodologias ágeis, porém, estão muito mais voltadas para se adaptar à imprevisibilidade do momento. São permeadas por rotinas e processos que, contudo, moldam-se ao momento e às demandas que surgem de forma repentina. As pessoas e relacionamentos ganham maior importância e atenção por parte dos líderes. Na gestão ágil, a qualidade da entrega e a eficiência são parte importante do processo, e o tempo de resposta é considerado um valor precioso.

Cultura horizontal

No modelo tradicional de gestão, os planos são elaborados de forma mais rígida, com datas, prazos, fases e processos a serem cumpridos que, muitas vezes, tornam o plano mais importante que o resultado a ser produzido por ele. Não é incomum a situação de ao final do projeto todos terem feito as todas as atividades, executado o plano com louvor e o objetivo inicial não ser alcançado. Baixo engajamento e motivação também fazem parte do modelo clássico de gestão.

Essa forma de ação faz com que o negócio perca em inovação, capacidade de reação, retenção de talentos e, principalmente, tempo. Sem uma estrutura de operação mais ágil, gestores e organização como um todo reduzem a potencialidade de reagir a eventos não planejados. A cada mudança no plano, muitas autorizações são necessárias para que possam ser feitos os ajustes. E até que uma decisão seja tomada, o cenário pode já ter mudado.

Por isso, é necessário definir claramente a autonomia e a capacidade de ação e reação em cada nível de cadeia e procurar dar o máximo de autonomia possível às pessoas – uma grande quebra de paradigma.

No modelo de gestão ágil, toda a macroestrutura é esquadrinhada e dividida em times multidisciplinares. A essa diversidade é acrescentada uma autonomia trabalhada e treinada constantemente para que menos tempo seja gasto com reestruturação de processos, rotinas e projetos. Tudo deve fluir de forma orgânica e acelerada – sempre para entregar mais valor e qualidade para o cliente.

Ser ágil é ter capacidade de aplicar metodologias que produzem mais valor em menos tempo para o cliente.

Dentro do mundo ágil existem diversas metodologias que se complementam para entregar os resultados na velocidade e agilidade que o modelo requer, entre elas SCRUM, Kanban, Lean Startup, SQUAD e Management 3.0.

SCRUM: APRENDENDO A POUSAR UM AVIÃO

Aos olhos de um leigo, pousar um avião pode ser uma tarefa quase automática. Com tantas tecnologias de geoposicionamento e automação de manobras, o pouso de uma aeronave, contudo, ainda exige experiência e habilidade para mudanças de plano em curto prazo. Essa foi a inspiração de Jeff Sutherland para o desenvolvimento do SCRUM, uma das metodologias ágeis mais utilizadas pelas organizações em todo o mundo.

Após uma década nas Forças Aéreas dos Estados Unidos e mais de 100 missões de combate no Vietnã do Norte, Jeff consolidou sua formação acadêmica na Faculdade de Medicina da Universidade do Colorado. Atuou em pesquisas científicas e, em seguida, assumiu o posto de vice-presidente de uma unidade de negócios de caixas eletrônicos bancários. Ali, por volta dos anos 1980, ele percebeu que os processos de gestão em cascata (tradicionais) não surtiam os resultados esperados. Ou melhor, o modelo de gestão, na visão do empresário, poderia ser melhorado.

Foi então que implementou o primeiro protótipo do que viria a ser o SCRUM em escala. Essa metodologia permite a união de diversas equipes com o propósito de desenvolver e entregar produtos e projetos em um ambiente complexo de forma ágil. O processo de conversão da gestão deu certo e Jeff aprimorou a metodologia SCRUM ao longo dos anos 1990 em 11 empresas de *software*. Em 2001 ele foi um dos coautores do manifesto ágil.

Até aqui, tudo bem. Mas, o que tem a ver o pouso de um avião com metodologias ágeis de gestão?

Mudanças repentinas

Como piloto da aeronáutica, Jeff comparou o processo de gestão e desenvolvimento de projetos de negócios com a delicada tarefa de pousar um avião. O pouso, conforme a inspiração de Jeff, não consiste em uma ação única e imutável. Ou seja, não existe uma fórmula que, se seguida à risca, reflete em sucesso 100% das vezes. É preciso considerar variáveis que surgem de repente e ajustar a rota do avião para o melhor alinhamento com a pista. Tudo acontece em pouco tempo e exige do piloto habilidade e técnica para a tomada de decisão ágil. Por isso, a mesma retórica pode ser aplicada para os processos de gestão, em que estão envolvidas diversas pessoas, atividades complexas e mudança de planos repentina.

O que significa SCRUM?

O SCRUM é uma abordagem ágil para a gestão de projetos em que ele é dividido em pequenos ciclos de atividades, reuniões e alinhamentos frequentes, de forma a melhorar o processo de forma ágil e eficiente. Todo o trabalho é acompanhado de perto pelo gestor, com mudanças de planejamento que acontecem frequentemente de maneira pouco engessada.

Assim como todas as metodologias ágeis, o SCRUM foi pensado para o desenvolvimento de *softwares* e, por isso, sua definição tem apoio em termos técnicos da área. Contudo, devido sua alta conversão de resultados positivos, essa metodologia foi adaptada para todos os modelos de gestão e mercado (Saúde, Logística etc.). Estima-se que 75% das empresas em todo o globo adotem o SCRUM como metodologia ágil para a algum tipo de melhoria dos processos de gestão e condução de projetos.

A palavra SCRUM não é uma sigla. Na verdade, é uma analogia direta ao jogo de Rugby. Nessa jogada, os dois times se unem em um empurra-empurra, todos de cabeça abaixada e foco centrado na bola. Jeff Suntherm comparava os processos de desenvolvimento de *softwares* com uma corrida de revezamento: cada um seguia um passo do processo e repassava o bastão para o próximo. A ineficiência se dá pela complexidade dos projetos que precisam de união e envolvimento de todas as equipes, sem falar nas mudanças do plano para garantir a entrega.

Como aplicar o SCRUM

O SCRUM é uma estrutura (*framework*) orientada para a conclusão de tarefas e promoção da melhoria contínua. Ele é considerado uma ferramenta ágil, pois seu princípio fundamental é a agilidade (que está associada à forma de pensar). E para tornar o processo ágil, é preciso alinhar a mudança do *mind set* e adotar estratégias específicas. No caso do SCRUM, a mudança de pensamento das equipes acontece pelo aprendizado contínuo e mudança constante das variáveis[2].

Então, para implantar o SCRUM no gerenciamento de um projeto ou processo, é necessário elencar alguns papéis e estruturas característicos da metodologia:

Product Owner

O primeiro passo para implantar o SCRUM é escolher uma pessoa, um líder responsável pela visão do projeto. O profissional também se encarrega de avaliar riscos e benefícios dentro do processo de condução do projeto. Além disso, também faz parte de suas atribuições motivar e engajar as equipes.

Forme uma equipe SCRUM

Defina uma equipe com habilidades necessárias para entregar as metas estabelecidas para o projeto ou produto. O peso maior dessa etapa está na motivação contínua das pessoas envolvidas. A equipe SCRUM atua com autogerenciamento e foco nos objetivos. Assim, torna-se mais difícil o desvio da condução das tarefas.

SCRUM Master

Esse é a pessoa responsável por conduzir a equipe SCRUM pelos processos ágeis, eliminando os obstáculos e garantindo que o curso seja leve e ágil.

Crie um Product Backlog

O *Product Backlog* é uma lista muito bem detalhada de tudo o que é preciso para tornar real o produto ou projeto. Ao longo do desenvolvi-

---

[2]Disponível em: https://www.atlassian.com/br/agile/scrum. Acessado em 12 de janeiro de 2022.

mento das atividades, essa lista ganha corpo e passa a atuar como mapa, direcionando as equipes para as estruturas mais leves e ágeis, otimizando, assim, a entrega final.

Estimativas do backlog

O próximo passo é indicar o responsável por cada item e ação do *backlog*. Nessa fase também é importante que os membros da equipe criem estimativas de entrega das atividades. Isso é fundamental para determinar a velocidade da evolução do projeto.

Sprints

Com a definição de todos os envolvidos, agora é o momento de planejar as primeiras entregas (os *sprints*) e determinar a duração de cada uma. Esse período pode variar para cada projeto dentro da organização. Mas é essencial que se crie uma disciplina de acompanhamento das rotinas.

Kanban e SCRUM

Após a organização das lideranças, equipes, responsáveis por cada tarefa e definição de reuniões de acompanhamento, o passo seguinte é dispor as atividades de forma que todos as visualizem. Uma forma de executar essa etapa é elencar as rotinas em um quadro ou ferramenta digital, seccionada com no mínimo três colunas: a fazer, em execução, e tarefa concluída. O *Kanban* é um exemplo de método para a disposição das ações, mais adiante veremos com mais detalhes.

Daily SCRUM

É uma reunião rápida (todo o modelo exige agilidade). O propósito desse encontro é que as pessoas apresentem diariamente respostas para as seguintes questões:

- O que foi executado ontem para contribuir com a entrega final do projeto/etapa?
- O que será executado hoje?
- Existe algum impedimento para a conclusão das tarefas planejadas?

Com estas informações, é possível fazer as alterações necessárias para que todo o processo continue ágil e seguindo os objetivos fundamentais.

Sprint Review

Nessa reunião, apresenta-se a evolução real de todo o trabalho. Ou melhor, é aqui que o trabalho concluído mostra seu valor e as equipes podem ponderar o que foi necessário para garantir o êxito.

Feedbacks

Como o SCRUM é uma ferramenta que auxilia na mudança de pensamento das equipes, é fundamental que todos tenham *feedbacks* claros com apresentação de aprendizados e pontos de melhoria. Assim, as pessoas evoluem suas experiências para os próximos projetos.

Com a interação e participação de todos dentro da estrutura SCRUM, a gestão ganha experiência e intimidade com a metodologia. Assim, os aprendizados são compartilhados e aproveitados em cada novo projeto e processo dentro da organização. É preciso, contudo, que o gestor tenha em vista que existem outros métodos ágeis que podem ser adaptados à realidade da instituição.

KANBAN: DA TOYOTA PARA A GESTÃO DA SAÚDE

O Kanban é um sistema de controle e gestão do fluxo de produção em empresas utilizado em diversos tipos de negócios. Essa metodologia permite a visão clara de quais rotinas estão sendo executadas e, para isso, usa um sistema de quadro ilustrativo. Pela popularidade e retornos positivos para os empreendimentos, o Kanban foi digitalizado para aplicativos e plataformas de gerenciamento e acompanhamento de processos e projetos. Contudo, a dinâmica e otimização que o método proporciona também são eficazes na disposição clássica – em quadros e disposição de cartões, como *Post-it*.

A primeira pessoa a propor o Kanban foi Taiichi Ohno. A aplicação inicial aconteceu no mercado japonês de 1940 dentro do Sistema Toyota de Produção. Originalmente, a palavra é escrita em letra <u>minúscula (kanban)</u>, e o modelo usava um cartão para sinalizar a conclusão de um processo produtivo. Essa simplicidade e fácil acesso aos recursos proporcionaram a difusão do Kanban em diversas outras fábricas.

Como surgiu a metodologia Kanban?

Quando uma empresa está com muitos produtos armazenados no estoque, ou, caso contrário, quando há falta deles, isso representa forte indicativo de desequilíbrio dentro da empresa. No primeiro caso, os produtos deveriam estar no mercado, mas, por algum motivo, não estão. No segundo, existe a possibilidade de os consumidores buscarem a concorrência para suprir a demanda. De todo modo, a gestão encontra nesse gargalo uma oportunidade de melhoria, que tem de ser ágil para evitar prejuízos e desperdícios.

Foi com esse pensamento que a Toyota criou e implantou o Kanban. O objetivo era otimizar o estoque para evitar que os produtos faltassem ou excedessem durante o processo de produção. Assim, quando um processo produtivo era finalizado, um cartão (kanban em tradução livre do japonês da época) sinalizava esse processo e permitia a inclusão de novas demandas na produção.

A experiência na Toyota chamou a atenção de empresários e estudiosos. Porém, foi apenas em 2004 que a metodologia[3] ganhou forma tal como é conhecida atualmente com os estudos de David J. Anderson, especialista em metodologias ágeis, Peter Drucker e Eli Goldratt. Essas contribuições, somadas a teorias sobre sistemas puxados, teoria de filas e fluxo, transformaram o Kanban (agora em letra maiúscula por representar um modelo oficial) em um método avançado para otimizar a gestão de processos e projetos.

Pilares do Kanban

O Kanban teve grande repercussão dentro da manufatura e gestão de estoques. Em seguida, foi utilizado como método ágil no desenvolvimento de *softwares*. Assim como todas as metodologias ágeis, a adaptação e os retornos para qualquer nicho mercadológico, como a saúde, são igualmente acessíveis e positivos. Inclusive, o Kanban pode ser aplicado para a gestão de carreiras e organização pessoal de tarefas.

Os valores que regem o Kanban são produtividade e organização das entregas. Com isso, é possível ter um trabalho mais focado, transparente e colaborativo. Portanto, o método é regido por quatro pilares que permitem ao gestor conduzir as ações de forma prática e dinâmica:

---

[3] Disponível em: https://www.totvs.com/blog/negocios/kanban/. Acessado em 21 de outubro de 2021.

- **Foco no agora** – pelo Kanban, a disrupção e a mudança abrupta no desenvolvimento de processos e projetos não são recomendadas. É importante focar no que está sendo feito no momento e evitar mudanças na configuração do trabalho.

- **Mudanças incrementais** – elas devem entrar no processo de produção por meio de mudanças pontuais e pequenas. O indicado é evitar o radicalismo.

- **Hierarquia e responsabilidades** – é importante que o gestor tenha atenção aos colaboradores que entregam os resultados e metas esperados. Esses espaços devem ser respeitados e que as pessoas tenham responsabilidades que consigam arcar.

- **Incentive a liderança** – a melhoria contínua nos processos e gestão de projetos deve ser um valor compartilhado por todos dentro do negócio. Somente com a participação ativa das pessoas é possível aproximar o fluxo de trabalho da situação ideal.

Aplicação

O modelo Kanban inspirou diversos aplicativos e plataformas de acompanhamento de atividades e processos de negócio. Ainda assim, é possível se valer da estrutura para que seja utilizada de maneira analógica. O importante é que as pessoas visualizem e notem como o fluxo de ações acontece e quais são as prioridades. Nesse sentido, o Kanban pode ser dividido em três tipos principais:

Movimentação

O Kanban de movimentação é comumente aplicado dentro da indústria e facilita a comunicação e a orientação de áreas dentro de um negócio para a otimização do processo produtivo. Em exemplo prático são as rotinas de entrada e saída de estoque. Por isso, o Kanban de movimentação está muito mais próximo da concepção inicial da metodologia.

Produção

Já o Kanban de produção envolve os colaboradores na melhoria contínua da condução e gestão de processos e projetos empresariais. Nesse tipo de aplicação do Kanban, as ações são dispostas em um quadro dividido em três colunas:

- **To do** – são as tarefas e rotinas que devem ser executadas e aguardam a ação inicial das equipes para isso.

- **Doing** – aqui, entram todas as ações que estão em execução.

- **Done** – são as tarefas concluídas.

Para que o quadro seja de fato dinâmico e promova a melhoria e redução dos gargalos, o gestor deve elencar tudo aquilo que precisa ser feito nesta etapa do projeto ou processo, o prazo de entrega de cada rotina e as pessoas que serão responsáveis por cada ação.

E-Kanban

O E-Kanban é a versão digital da metodologia. O funcionamento é o mesmo, porém, torna-se ainda mais ágil e eficiente devido à convergência de tecnologias e disponibilidade de ferramentas que podem ser utilizadas em *software* de gestão e aplicativos para *tablets* e smartphones. Além disso, outro benefício do E-Kanban é o acompanhamento remoto das rotinas e compartilhamento entre mais de uma equipe.

A adoção de metodologias ágeis requer conhecimento de seus fundamentos e da estrutura organizacional da instituição. Assim, o gestor pode compreender quais métodos podem ser implantados (ou somados) para garantir produtividade e eficiência em prazos estabelecidos e atividades planejadas.

LEAN: QUAL DESAFIO PRECISAMOS ENFRENTAR?

O Lean contribuiu com organizações de diversos setores ao abordar sistematicamente desafios e eliminar desperdícios. Apesar de ser um modelo inovador de gestão, essa metodologia possui forte filosofia baseada na transformação da cultura organizacional e compartilhamento das atenções centrais de um negócio. Por isso, não basta apenas investir em novas tecnologias, melhorar processos e operação. É essencial que a instituição tenha uma liderança fortalecida e orientada para o desenvolvimento de pessoas e compartilhamento de objetivos claros.

A formulação do pensamento Lean surgiu no cerne do Sistema Toyota de Produção. Durante as primeiras décadas posteriores à Segunda Guerra Mundial, empresas de países que estavam em recuperação socioeconômica, como o Japão, buscavam otimizar a produtividade, ao mesmo tempo que os recursos humanos eram mais bem aproveitados. O desafio era conseguir reduzir custos, eliminar desperdícios e direcionar a atenção dos colaboradores para a produtividade.

Tais desafios começaram a ser superados quando Taiichi Ohno, engenheiro chefe de produção da Toyota, desenvolveu um novo sistema de gestão entre 1950 e 1960. De acordo com a metodologia aplicada pelo executivo, era preciso reduzir custo, tempo e desperdício, ao passo que a qualidade das entregas evoluiria gradativamente. O conceito ficou conhecido como *Toyota Production System* (TPS, ou Sistema de Produção Toyota). Dois eram os pilares que permitiam ao TPS garantir os resultados em tempo hábil:

- **Just-in-time** – esse modelo de gestão determina o tempo exato em que tudo deve ser executado dentro de uma organização: compra de insumos, entrega de produtos, execução de serviços e conclusão de processos de gestão, por exemplo.

- **Jidoka** – o termo japonês significa automação com um toque humano. Basicamente, esse método visava à intervenção dos colaboradores nas linhas de montagem automatizadas, desde que percebido e constatada uma falha no processo de produção.

O Lean foi inspirado no TPS, principalmente na filosofia de atender às necessidades dos clientes. Contudo, a metodologia de Ohno permitiu o crescimento exponencial da Toyota não apenas como uma potência na fabricação de automóveis. A qualidade dos veículos, a experiência dos clientes em diversos pontos de contato com a empresa e o engajamento de todos os colaboradores envolvidos no negócio permitiram que a marca se sobressaísse mundialmente no mercado. O primeiro trabalho que analisou esse cenário e apresentou a terminologia Lean ao mundo dos negócios foi a obra The Machine that Changed the World, de James P. Womack, Daniel T. Jones e Daniel Roos.

Princípios da gestão Lean

Eliminar desperdícios é uma das práticas Lean de tornar o trabalho mais produtivo para as pessoas envolvidas no negócio e, consequentemente, entregar mais valor para os clientes. E, para isso, é preciso que gestores e líderes estabeleçam respostas para três questões orientadoras:

- Quais são os problemas que precisam ser solucionados dentro da instituição?
- A partir daí, é preciso saber como melhorar o trabalho.
- E, como consequência necessária, deve-se encontrar uma maneira para desenvolver as pessoas.

Por isso, a metodologia Lean se vale de cinco princípios que permitem ao negócio gerar valor e reduzir desperdícios:

- **Valor** – tendo como base a perspectiva do cliente, a organização precisa definir o valor que irá entregar. A mudança ágil começa quando todos os envolvidos em um negócio sabem o que os clientes querem e o que os satisfaz.

- **Fluxo de valor** – o passo seguinte é estruturar os processos e etapas para que o valor seja gerado e entregue de forma eficiente. Tudo o que for considerado desperdício deve ser eliminado.

- **Fluxo contínuo** – todo o trabalho de geração de valor e eliminação de desperdício deve ser contínuo. Por isso, a atenção dos gestores e líderes deve ser redobrada para os processos, reduzindo etapas desnecessárias, tempo e esforço.

- **Produção puxada** – esse pilar deve estar claro para todos ao longo da execução dos processos e projetos de gestão: é preciso entregar aquilo que o cliente precisa e demanda, a produção começa com o "pedido" do cliente. Os prazos são importantes e devem ser atendidos.

- **Perfeição** – esse pilar faz parte da filosofia japonesa tradicional. Para os negócios, representa a busca pela melhoria contínua, sempre com foco na eliminação de desperdícios e formas de desenvolver o trabalho com eficiência – fazer mais com menos.

Ferramentas do Lean

Apesar de toda a metodologia ter sido criada dentro do Sistema Toyota de Produção, levando em consideração as necessidades dos clientes da época e os desafios de engajamento dos colaboradores, foi John Shook[4] que notou as primeiras ferramentas que permitiam a prática Lean dentro das organizações. Ele foi o primeiro gerente norte-americano da Toyota. Dentro da montadora Shook notou que cada trabalhador descrevia e analisava o processo e atividade aos quais estava encarregado em uma folha de papel, tamanho A3.

O A3, portanto, foi a primeira ferramenta utilizada para desenvolver o Lean. O objetivo é desenvolver a capacidade de resolução de desafios por meio de métodos científicos com descrição e análise detalhados. Utilizando o *design* de uma folha A3, essa planilha deve conter informações, como:

- Equipe envolvida.
- Descrição do desafio.
- Cenários e metas a cumprir.
- Implementação.
- Benefícios do projeto.
- Cronograma de execução.

Outra ferramenta Lean é a Gemba. Ela é usada para reconhecer o local exato onde surge um problema, desperdício ou ação que pode prejudicar a entrega final do produto com qualidade e valor gerado para o cliente. Por isso, o termo significa, em japonês, local real.

Por serem ferramentas, tanto o A3 quanto a Gemba dependem do engajamento e capacidade das pessoas. Elas serão as responsáveis por descrever as tarefas, identificar e analisar os gargalos, além de refletirem sobre as hipóteses causadoras e possíveis formas de resolução.

Para que de fato a metodologia Lean seja colocada em prática não existem fórmulas prontas e preestabelecidas. A eficácia dos fundamentos e ferramentas está diretamente ligada ao engajamento e transformação do *mindset* das pessoas. Portanto, a transformação deve acontecer primeiramente na liderança, que será a responsável por compartilhar os valores, estabelecer marcos e metas e orientar as equipes para a redução de custos, tempo, desperdícios e manter o foco na entrega de resultados com valor agregado para os clientes.

---

[4]Disponível em: https://www.lean.org/about-lei/senior-advisors-staff/john-shook/. Acessado em 22 de março de 2022.

LEAN *STARTUP*: CONCEITO E APLICAÇÃO

O Lean *startup* é uma ressignificação da metodologia Lean. Conserva os mesmos propósitos de geração de valor e redução de desperdícios, com o objetivo centrado na entrega de produtos que satisfaçam os clientes. O criador da metodologia é Eric Ries[5], empresário do Vale do Silício e autor da obra The Lean Startup. Esse conceito tem inspiração profunda no Sistema Toyota de Produção, da década de 1950. Os benefícios do Lean *startup* vão desde a redução de cursos, desperdícios, aumento da rentabilidade e, principalmente, previsibilidade, recurso altamente escasso no mercado devido às recentes transformações.

Pelo Lean *startup* é possível testar um produto, serviço ou modelo de negócio antes de lançá-lo ao mercado. Com isso, a gestão ganha em visão macro do comportamento e aceitação dos consumidores e tempo para avaliar cenários e transformar empreendimento, sempre com a proposta de atender ao máximo todos os anseios e demandas dos clientes.

Para implementar o método Lean *startup*, é recomendável que a organização avance no processo de transformação digital e que o gestor tenha noção da aplicabilidade das metodologias ágeis, como o SCRUM e Business Canvas. Para conferir resultados como aprimoração e redução contínua de custos e desperdícios, o Lean *startup* usa três pilares:

- *Minimum viable product* (**MVP**) – a ideia é lançar um produto no mercado antes mesmo que esteja pronto, criar o mínimo necessário de funcionalidades para que o produto seja apresentado ao público consumidor e possíveis investidores. Assim, o gestor tem uma visão abrangente de como será a aceitação e quais são os insumos e investimentos necessários para que a ideia seja sustentável e que atenda às demandas.

- *Product/market fit* – criado por Marc Andreessen, fundador da Netscape. A expressão significa desenvolver um produto ou projeto que atenda às reais necessidades do setor ou clientes que a organização pretende atender. Geralmente, a ausência de um *product/*

---

[5] Disponível em: https://hsmuniversity.com.br/project/eric-ries/?gclid=CjwKCAiAnO2MBh ApEiwA8q0HYRLu5s_2ubP01aCFb5SfU6lKIne1nIF4Wf4RjsV7ke6kHV5vJweDgxoClrMQA vD_BwE. Acessado em 22 de novembro de 2021.

market fit pode ocasionar do negócio está ofertando um produto, serviço errados (que não é o que o cliente deseja) ou para o mercado errado. Se um mercado é grande o suficiente, é preciso ofertar um produto que atenda às expectativas de seus consumidores. Caso contrário, de nada adianta investir em um produto complexo e em uma equipe altamente qualificada. Produto, mercado e equipe formam os pilares que indicam se um produto vai dar certo, na visão de Marc Andreessen.

- **Pivotar** – do inglês *to pivot*, ou seja, girar, mudar de forma abrupta, transformação radical na condução do negócio. O termo foi inspirado na posição do jogador pivô no basquete. Ao pivotar, o empreendedor foca energias e concentração no que está dando certo na empresa, firma essa base e muda seu direcionamento para um rumo mais promissor, um novo produto ou mercado, por exemplo.

Vantagens

Como foi amplamente discutido, o Lean *startup* ganhou a atenção dos mais variados empreendimentos por oferecer a possibilidade de aumentar a assertividade, redução de custos e desperdícios. Por exemplo, ao se trabalhar a modelagem preditiva (prototipação), o gestor pode avaliar a real necessidade de investir tempo e energia para criar um novo produto ou modelo de negócio.

Para aplicar o Lean *startup*, é necessário fazer experimentações, avaliar a opinião e a aceitação do público por meio de pesquisas de interesse. É possível usar o teste A/B, um método de *design* de serviços e produtos, que os compara com duas variáveis (A e B), para definir as melhores respostas do público e a rentabilidade do mercado.

Desenvolver a metodologia Lean *startup* também exige mudança contínua nos processos e transformação cultural, principalmente por parte dos gestores e líderes. Isso porque, enquanto a operação é enxugada, quem está à frente do negócio precisa ter habilidade e *mindset* para, se necessário, mudar o trajeto de forma repentina, porém, com estratégia e maturidade para manter o equilíbrio. A transformação acelerada do Lean *startup* acontece com a soma do uso eficaz das novas tecnologias e adoção de metodologias ágeis de gestão.

Ao introduzir o modelo Lean, as lideranças devem compartilhar com as equipes o princípio de sempre buscar atender ao máximo todas as necessidades dos clientes. Além disso, o mercado como um todo está se transformando continuamente, sendo fundamental inovar para manter o negócio competitivo e atraente para o público. Dessa forma, os fundamentos de prototipagem e modelagem dentro da visão Lean *startup* fornecem informações e dados necessários para a tomada de decisão assertiva e elementos que permitem ao gestor ajustar o trajeto da organização sem comprometer a rentabilidade ou, melhor, expandi-la progressivamente.

O MODELO SMART DE DEFINIR AS METAS DO NEGÓCIO

Ter metas e objetivos claros e bem estruturados é importante não apenas para o crescimento dos negócios. Mesmo nos projetos pessoais, saber onde se quer chegar é fundamental para escolher os melhores caminhos e estratégias de superação dos desafios. Apesar de parecer óbvio, muitos empreendimentos encontram dificuldades práticas em definir o desempenho organizacional. Em muitos casos, apenas uma parcela dos gestores sabe para onde está indo o negócio, as pessoas envolvidas na parte operacional muitas vezes ficam à margem desse conhecimento, o que torna lento o processo de crescimento sustentável.

No mundo corporativo, seja no setor saúde, seja em outras indústrias, a metodologia SMART ganha destaque por contribuir para o desenvolvimento de metas objetivas. Contudo, é preciso compreender como o conceito surgiu e se desenvolveu ao longo das décadas para extrair seu potencial por meio das experiências já realizadas.

A relação entre metas e desenvolvimento organizacional foi abordada pela primeira vez no mundo acadêmico em 1968. Em seu artigo, "Rumo a uma Teoria da Motivação de Tarefas e Incentivos"[6], o professor doutor Edwin Locke estabeleceu um paradigma no qual metas estrategicamente bem elaboradas, definidas e compartilhadas pelas equipes resultaram em desempenho organizacional superior. Naquela época, as organizações

---

[6] Disponível em: https://www-achieveit-com.translate.goog/resources/blog/the-history-and-evolution-of-smart-goals?_x_tr_sl=en&_x_tr_tl=pt&_x_tr_hl=pt-BR. Acessado em 21 de dezembro de 2021.

buscavam o crescimento investindo na mão de obra dos seus colaboradores, que deviam, mediante remuneração, desenvolver o negócio e torná-lo sustentável.

Locke foi psicólogo e professor aposentado de Motivação e Liderança na Escola de Negócios Robert H. Smith, da Universidade de Maryland, College Park. Ele também era afiliado ao Departamento de Psicologia. Contudo, seus apontamentos fomentaram contribuições e uma visão prática para que de fato executivos de todo o mercado compreendessem como elaborar suas metas e objetivos e qual a importância desse processo para a evolução do empreendimento.

Na verdade, foi apenas em 1981 que George T. Doran se debruçou sobre o trabalho do professor Locke para desenvolver uma maneira de orientar as organizações a descreverem suas metas e objetivos. De fato, Doran é reconhecido como o criador da metodologia SMART. Isso, porque, ao longo de sua obra ele apontou que as metas estabelecidas pela gestão dos empreendimentos têm pouco ou quase nenhum impacto significativo quando são pouco claras e ficam dispersas no ambiente da alta gestão.

Pelo conceito SMART, as metas e objetivos não são valores abstratos dentro de um negócio. Devem ser, por outro lado, mensuráveis e que precisam ser compartilhados por todos dentro de uma organização para que ela seja alcançada. Ou seja, é preciso definir, medir e, por meio desses processos, alcançar uma forma sustentável estabelecer as metas.

SMART

As metas SMART são um acrônimo que representa cinco características essenciais que uma meta deve possuir para aumentar suas chances de sucesso. Cada letra da palavra "SMART" corresponde a um aspecto fundamental:

- *Specific* – específico.
- *Measurable* – mensurável.
- *Achievable* – alcançável.
- *Realistic* – realista.
- *Time based* – temporal.

São esses pilares que direcionam o desenvolvimento de metas e objetivos realistas dentro das organizações.

Específico (*Specific*) – uma meta deve ser clara e precisa. Isso significa que ela deve responder às perguntas básicas: o quê, quem, quando, onde e por quê. Quanto mais detalhada e específica for a meta, mais fácil será entender o que precisa ser feito e como alcançá-la.

Mensurável (*Measurable*) – uma meta deve ser mensurável, ou seja, é possível quantificar ou avaliar seu progresso. Isso permite acompanhar o desempenho ao longo do tempo e determinar se os esforços estão levando na direção certa. Estabelecer critérios claros de sucesso ajuda a manter o foco e a motivação.

Alcançável (*Achievable*) – uma meta deve ser realista e alcançável dentro do contexto e dos recursos disponíveis. Embora seja importante sonhar alto, é igualmente importante garantir que a meta seja factível, considerando as habilidades, o tempo e os recursos necessários para alcançá-la. Metas inatingíveis podem levar à desmotivação e ao desânimo.

Relevante (*Relevant*) – uma meta deve estar alinhada com os objetivos e valores mais amplos da pessoa ou organização que a estabelece. Ela deve ser significativa e contribuir para o crescimento pessoal, profissional ou organizacional. Metas irrelevantes podem desperdiçar tempo e recursos preciosos.

Temporal (*Time based*) – uma meta deve ter um prazo definido ou uma linha do tempo clara. Isso cria um senso de urgência e ajuda a manter o foco e a disciplina. Um prazo específico também facilita o planejamento e a organização das atividades necessárias para alcançar a meta.

As metas SMART proporcionam uma estrutura clara e prática para a definição e o acompanhamento de objetivos. Ao incorporar essas cinco características fundamentais, as metas se tornam mais claras, tangíveis e orientadas para resultados. Isso ajuda a evitar a ambiguidade, o desânimo e o desperdício de esforços em direções pouco produtivas.

Além disso, as metas SMART promovem a responsabilidade pessoal e o comprometimento com o sucesso. Ao estabelecer critérios específicos de sucesso e prazos concretos, as pessoas se tornam mais conscientes de suas próprias responsabilidades e do que é necessário para alcançar seus objetivos.

Em resumo, as metas SMART são uma ferramenta poderosa para transformar sonhos em realidade. Ao incorporar os princípios de especificidade, mensurabilidade, alcançabilidade, relevância e temporalidade, as metas SMART proporcionam clareza, foco e direção, aumentando significativamente as chances de sucesso em qualquer empreendimento. Portanto, ao estabelecer metas, lembre-se sempre de ser SMART!

O sucesso do SMART não depende apenas da definição das metas e objetivos pelos critérios da metodologia. Elas devem ser compartilhadas por meio de uma comunicação clara que atinja todas as equipes. Também, é essencial que os gestores acompanhem e controlem os processos, com base em indicadores e avaliações periódicas. É assim que o método SMART deixa de ser uma visão meramente filosófica e adentre na prática da gestão para transformar o negócio, impulsionar carreiras e orientar o trabalho individual dos profissionais.

SQUAD: MOVIMENTE SEUS TIMES PARA O SUCESSO DO NEGÓCIO

"Obrigado por ouvir o *Spotify*. Sério mesmo, você poderia ter colocado rádio, poderia ter escutado uma fita cassete, talvez um CD, poderia ter desempoeirado e ouvido disco de vinil, isso se você tiver uma vitrola em casa, é claro, mas você escolheu o *Spotify*, obrigado de verdade". Se você conhece essa peça publicitária, pode vislumbrar o quanto cresceu, e de forma tão acelerada, o *Spotify*, desde sua criação, em 2006. Além de ter inovado o serviço de *stream*, a empresa sueca também colaborou para o desenvolvimento do modelo *Squad* de gestão.

Muitas vezes, o *Squad* é relacionado à cultura ágil, porém, não pode ser diretamente caracterizado como uma metodologia. Isso porque sua aplicação não constitui de um passo a passo único e estritamente direcionado. Trata-se muito mais de uma transformação na forma como organizar os times, pensando na transparência, empoderamento das pessoas, descentralização da gestão e cultura de *feedback*. E aqui se encontra um contraponto entre o real sentido do *SQUAD* e sua denominação terminológica.

Squad, do inglês, significa esquadrão ou pelotão. Essa ideia, contudo, remete ao modelo rígido militar de conduzir grupos de pessoas para um determinado objetivo. A grande diferença está aí. O *Squad* como modelo ágil descentraliza as equipes, transformando-as em pequenos grupos focados em desenvolver soluções específicas da organização. De forma comparativa, no regimento militar o esquadrão é dividido em unidades para facilitar o gerenciamento das tarefas. No caso do *Squad*, o agrupamento de pessoas em pequenos grupos segue uma cultura na qual cada um pode agir por conta própria para entregar o melhor resultado ao cliente.

E o *Spotify*?

O *Spotify* surgiu no dia 23 de abril de 2006 em Estocolmo, Suécia. Com serviço inovador de *stream*, a empresa seguia os princípios da cultura ágil pelo método *Scrum* para definição de grupos multidisciplinares de trabalho e a autonomia de seus participantes. O modelo *Squad* foi pensado pelos *agiles coaches* do *Spotify*, Henrik Kniberg e Anders Ivarsson, para otimizar ainda mais a produtividade dos grupos, usando critérios ágeis de administração. Por isso, muitas vezes o *Squad* é considerado uma reformulação ou ampliação do pensamento *Scrum*.

A primeira apresentação do *Squad* foi em 2014, quando Kniberg e Ivarsson apresentaram o artigo "Scaling Agile on Spotify"[7], com o agrupamento das equipes seguindo os preceitos da cultura ágil dentro da realidade do *Spotify*. No material publicado, os *coachs* reforçam que o modelo *Squad* segue a mentalidade e os métodos ágeis:

"Um *Squad* é semelhante a uma equipe *Scrum* e é projetado para parecer uma mini-inicialização. Eles se sentam juntos e têm todas as habilidades e ferramentas necessárias para projetar, desenvolver, testar e liberar para a produção. Eles são uma equipe auto-organizada e decidem sua própria maneira de trabalhar – alguns usam *Scrum Sprints*, alguns usam Kanban, alguns usam uma combinação dessas abordagens".

Por essa definição, um esquadrão, ou uma equipe *Squad*, é formada por pequenos grupos agrupados como:

Tribos

As tribos (ou *tribes*, em inglês) são formadas por grupos multidisciplinares, os *squads*, que atuam em uma mesma área ou projeto e por isso

---

[7] Disponível em: https://blog.crisp.se/wp-content/uploads/2012/11/SpotifyScaling.pdf. Acessado em 02 de dezembro de 2021.

compartilham objetivos similares. Os colaboradores devem estar em constante comunicação para troca de informações, compartilhar conquistas e ideias, para proporcionar resolutividade ágil e qualidade nas entregas.

Chapters

Os *chapters*, ou capítulos, são formados por colaboradores que possuem as mesmas habilidades e interesses, embora façam parte de *squads* distintos. Desenvolvem a mesma função e, dessa forma, podem contribuir com o aprimoramento técnico de um projeto.

Guilds ou Guildas

Já as *guildas* são formadas por pessoas de diferentes áreas, tribos e *chapters*, que se unem para conquistar objetivos e metas em comum. O termo *guilda* foi empregado na Idade Média para definir uma associação de artesãos e mercadores unidos com o propósito de supervisionar a prática de suas especialidades dentro do mercado. Porém, como a essência do pensamento *Squad* se distancia da chefia, os *guilds* se unem dentro de uma organização para fomentar e pesquisa e troca de experiências.

A liderança no Squad

Os times de *squads* trabalham sob uma gestão horizontal, na qual não existe uma hierarquia rígida e tradicional. As pessoas colaboram com suas habilidades e são incentivadas a tomar decisões para otimizar o trabalho de forma conjunta. A figura do líder, nesse caso, atua para auxiliar os grupos na delimitação de prazos, metas e nas trocas dinâmicas, visando entregas mais ágeis.

Com essa visão, um *Squad Leader* assume papéis como, por exemplo:

Facilitador de Processo – o *squad leader* atua como um facilitador durante as cerimônias do Scrum, como reuniões diárias (*daily stand-ups*), planejamentos de sprint, revisões e retrospectivas. Eles garantem que essas reuniões sejam realizadas de forma eficiente, ajudando a equipe a manter o foco nos objetivos do *sprint* e a resolver quaisquer impedimentos que surjam.

Coach e Mentor – o líder de equipe deve ser um mentor para os membros do time, ajudando-os a desenvolver suas habilidades técnicas e interpessoais. Eles também fornecem orientação sobre as práticas ágeis, incentivando a auto-organização e a melhoria contínua.

Remoção de Obstáculos – uma das responsabilidades mais importantes do *squad leader* é remover os obstáculos que possam estar impedindo o progresso da equipe. Isso pode envolver questões como problemas de infraestrutura, dependências externas ou conflitos internos. O líder de equipe trabalha em estreita colaboração com o Product Owner e outras partes interessadas para resolver esses problemas o mais rápido possível.

Comunicação e Transparência – o *squad leader* atua como um ponto focal para a comunicação dentro e fora da equipe. Eles garantem que as informações relevantes sejam compartilhadas de forma clara e transparente entre os membros da equipe, o Product Owner, o Scrum Master e outras partes interessadas. Isso ajuda a garantir que todos estejam alinhados em relação aos objetivos do projeto e às prioridades do produto.

Promoção do Trabalho em Equipe – o líder de equipe trabalha para construir um ambiente colaborativo e de apoio, onde os membros da equipe se sintam capacitados a contribuir e a se desenvolver. Eles incentivam a troca de conhecimento, a resolução colaborativa de problemas e a celebração de sucessos como equipe.

Gerenciamento de Desempenho – embora as equipes ágeis sejam auto-organizadas, o *squad leader* ainda é responsável por avaliar o desempenho individual dos membros da equipe e fornecer *feedback* construtivo para ajudá-los a melhorar. Isso pode incluir o estabelecimento de metas claras, o acompanhamento do progresso e a identificação de oportunidades de desenvolvimento.

Adaptar o *Squad* ao modelo de negócio das organizações de saúde exige expertise gerencial e amplo conhecimento dessa mentalidade ágil. Além disso, o *Squad* também exige que o gestor e líder tenham noção sobre outras ferramentas e metodologias ágeis, como *Scrum* e *Kanban*.

Atualmente, diversas *startups* de segmentos distintos adotam essa forma de alinhar equipes e ambiente organizacional. Porém, para negócios já consolidados, muitas vezes é necessário apoiar as pessoas no processo de adaptação para uma nova configuração.

O BOM E VELHO PDCA, MAIS ATUAL QUE NUNCA

"Não se gerencia o que não se mede, não se mede o que não se define, não se define o que não se entende e não há sucesso no que não se gerencia". A frase proferida pelo professor William Edwards Deming[8] resume de forma estratégica a necessidade de acompanhar e medir cada etapa e rotina dos processos de negócios. Deming é conhecido como principal difusor do ciclo PDCA, uma metodologia que permite gestores conduzirem a gestão de processos com foco na qualidade e aprimoramento contínuo.

Embora o PDCA tenha mais de 70 anos, sua aplicação tem potencializado a gestão de negócios em todos os setores da indústria. Suas etapas permitem a visão clara e detalhada de tudo o que está acontecendo na operação de um negócio. Dentro das organizações de saúde, esse método se torna ainda mais essencial por conta de seu embasamento na prevenção e detecção de intercorrências e erros nos processos avaliados. A sigla é formada pelas palavras em inglês:

- *Plan* – planejar.
  Entender qual processo, projeto ou desafio precisam ser transpostos. Defina objetivos claros, norteados por metas que devem ser acompanhadas e monitoradas constantemente.

- *Do* – fazer, executar
  Definido o planejamento, o passo seguinte é elencar os recursos necessários e equipes responsáveis por cada tarefa dentro dos processos. Assim, é possível colocar em prática o planejamento.

- *Check* – checar, verificar, mensurar
  Cada ação deve ser monitorada e acompanhada por indicadores e avaliações contínuas.

- *Act* – agir
  De acordo com cada resultado alcançado, é preciso estudar os intercursos, os problemas (se existirem) e agir para promover a melhoria contínua nos processos, investindo em capacitação e aprimoramento das pessoas e recursos.

---

[8] Disponível em: https://blogdaqualidade.com.br/gurus-da-qualidade-william-edwards-deming/. Acessado em 20 de março de 2022.

Origem

O ciclo PDCA foi amplamente difundido pelo especialista em estatística e professor norte-americano Deming. As primeiras aplicações da metodologia aconteceram no mercado estadunidense durante os primeiros anos após a Segunda Guerra Mundial. O estudioso ficou reconhecido pela melhoria dos processos produtivos ao ponto de ser convidado pela JUSE (*Japan Union of Scientists and Engineers*) para uma série de palestras a empresários japoneses sobre o controle de qualidade e princípios de administração.

Porém, o PDCA tem seus pilares assentados em cálculos sólidos de física e estatística. Isso porque toda a fundamentação do ciclo foi elaborada pelos estudos do engenheiro e físico Walter Andrew Shewhart, conhecido como o pai do controle estatístico de qualidade. Ele também criou o CEP (Controle Estatístico de Processos).

Em meados da década de 1920, Shewhart desenvolveu a metodologia PDS (*plan* – planejar; *do* – fazer; *see* – observar). Porém, Deming notou que, para o gerenciamento de processos focado na qualidade, era imprescindível que todos os passos de monitoramento acontecessem de forma cíclica, a fim de ter uma melhoria contínua nos processos. Mais que isso, sua experiência no Japão e compartilhamento de conhecimentos com estudiosos daquele país proporcionou a primeira revolução no PDS. Para Deming, o ato de observar era simplesmente passivo para o contexto da produção industrial. Portanto, ele propôs que a administração de uma organização deveria ir além de observar e revisar os processos, ou seja, era fundamental tomar uma ação – *take action*, em inglês.

Princípios de qualidade

Após diversas revisões metodológicas, o PDS evoluiu para PDSA e depois para PDCA, ficando assim também conhecido como o ciclo de Deming. E aqui a palavra ciclo tem fundamental importância. Para que a gestão de processos melhore gradativamente, a metodologia deve ser aplicada de forma cíclica, ou seja, as ações de planejar, executar, checar e tomar decisões devem ser feitas regularmente a cada etapa dos processos. Somente assim, conforme postulou Deming, é possível conquistar o aprendizado.

Para que o PDCA retorne resultados de qualidade para a organização, a gestão deve seguir as três crenças de Deming: constância de finalidade, melhoria constante e conhecimento profundo. O professor norte-americano definiu esses pensamentos em 14 princípios que norteiam a qualidade dentro de uma instituição:

Os 14 princípios de Deming, desenvolvidos pelo renomado estatístico e guru da qualidade W. Edwards Deming, são um conjunto de diretrizes para a gestão da qualidade e melhoria contínua. Embora não estejam diretamente ligados ao ciclo PDCA (Plan, Do, Check, Act), eles fornecem uma estrutura conceitual ampla para a implementação de práticas de qualidade em organizações. Aqui estão os 14 princípios de Deming:

Criação de constância de propósito para a melhoria contínua – estabelecer objetivos claros e duradouros de melhoria contínua, tanto para a empresa como para os funcionários.

Adotar uma nova filosofia de gestão – abandonar a mentalidade de curto prazo e focar em longo prazo. Isso envolve a mudança da cultura organizacional para valorizar a qualidade, inovação e aprendizado contínuo.

Parar de depender da inspeção para atingir a qualidade – em vez de depender apenas da inspeção para encontrar e corrigir defeitos, criar sistemas e processos que garantam a qualidade desde o início.

Acabar com a prática de premiar com base na *performance* – remover prêmios individuais ou por departamentos baseados na *performance*, e adotar uma abordagem de reconhecimento e recompensa baseada no desempenho do sistema como um todo.

Melhorar constantemente e para sempre o sistema de produção e serviço – adotar uma mentalidade de melhoria contínua em todos os aspectos do sistema de produção e serviço da organização.

Instituir treinamento para melhorar as habilidades – investir em treinamento e desenvolvimento para capacitar os funcionários a desempenharem melhor suas funções e contribuírem para a melhoria contínua.

Adotar e instituir liderança – desenvolver líderes que entendam e pratiquem os princípios da qualidade e melhoria contínua, capacitando e motivando suas equipes.

Eliminar medo – criar um ambiente de trabalho onde os funcionários se sintam seguros para expressar suas opiniões, fazer perguntas e assumir riscos calculados.

Quebrar as barreiras entre os departamentos – promover a colaboração e a comunicação entre os diferentes departamentos da organização para melhorar a eficiência e a eficácia.

Eliminar *slogans*, metas e alvos – em vez de depender de *slogans* e metas arbitrárias, concentrar-se em entender e atender às necessidades e expectativas dos clientes.

Eliminar quotas numéricas – evitar a definição de quotas numéricas que possam levar a práticas prejudiciais e incentivar a manipulação de dados.

Remover barreiras que impeçam os funcionários de sentirem orgulho do trabalho que fazem – criar um ambiente onde os funcionários se sintam valorizados e motivados a fazer o melhor trabalho possível.

Instituir um programa de educação e autoaperfeiçoamento para todos os funcionários – promover o desenvolvimento pessoal e profissional de todos os funcionários, incentivando-os a aprender e crescer continuamente.

Tomar ações para alcançar a transformação – não apenas entender os princípios da qualidade, mas também agir para implementá-los e transformar a organização de acordo com eles.

Embora esses princípios não sejam diretamente vinculados ao ciclo PDCA, eles oferecem uma base sólida para a implementação de práticas de melhoria contínua, que podem ser incorporadas ao ciclo PDCA para aumentar sua eficácia.

É fundamental entender a importância do ciclo PDCA para uma organização de saúde, ainda mais no contexto de transformações disruptivas que acontecem de maneira cada vez mais acelerada. Planejar, executar, checar e agir no momento certo são habilidades que exigem conhecimento do negócio e visão ampla sobre como o setor está mudando e como otimizar o negócio para melhor atender às expectativas dos clientes.

MANAGEMENT 3.0: GESTÃO DEVE SER FEITA EM CONJUNTO

O Management 3.0 é baseado nos métodos ágeis de gestão e propõe que líderes e gestores enxerguem o empreendimento como um organismo vivo. A metodologia leva em consideração as relações entre pessoas e suas transformações dentro do contexto e realidade do negócio. Seu criador é o empresário holandes Jürgen Appelo. O termo foi apresentado pela primeira vez em 2010 na obra "Management 3.0: Leading Agile Developers, Developing Agile Leaders"[9], traduzido do inglês: Management 3.0: Liderando Desenvolvedores Ágeis, Desenvolvendo Líderes Ágeis.

"A gestão é importante demais para ser deixada apenas para os gerentes"[10]. Essa proposição de Appelo expressa a importância que as pessoas têm no processo de gerenciamento de um negócio. Ou seja, de acordo com a cultura proposta pelo Management 3.0, as pessoas são o ativo mais valioso e essencial para o sucesso de qualquer negócio. Isso aproxima esse conceito da realidade da saúde. Assim, para que o negócio tenha sucesso, é imprescindível que o gestor considere que a ponta mais importante de uma organização é o bem-estar e satisfação das pessoas, sejam elas tanto clientes diretos, como seus próprios colaboradores.

De acordo com seu criador, o Management 3.0 deriva evolutivamente de duas etapas evolutivas a respeito do gerenciamento de negócios:

Management 1.0

Comando e controle são os termos que melhor expressam esse modelo de liderança e gestão. Aqui as pessoas têm pouca liberdade para inovar e atuar por conta própria. Os processos são engessados e o engajamento é baixo.

Management 2.0

A estrutura de decisões ainda é vertical, porém, a gestão possui uma visão mais aberta para o empoderamento das pessoas e usa metodologias como Lean e o Six Sigma, por exemplo.

---

[9] Disponível em: https://jurgenappelo.com/management-30/. Acessado em 07 de dezembro de 2021.

[10] Disponível em: https://www.metodoagil.com/management-30/. Acessado em 8 de dezembro de 2021.

Management 3.0

Appelo propõe uma gestão de pessoas mais flexíveis, em que todos os envolvidos no negócio são corresponsáveis pelo seu sucesso. Cabe às equipes definir a melhor forma de conduzir as rotinas, o que torna o gerenciamento mais horizontal, menos burocrático e rígido.

O Management 3.0 está intrinsecamente ligado à transformação da cultura organizacional, pela qual esboça seus princípios e valores para promover uma gestão mais humana sem, contudo, perder o foco nos resultados de qualidade e que atendam às expectativas dos clientes.

São 6 visões que norteiam a metodologia e devem ser compartilhadas pelos líderes e gestores:

Energizar as pessoas

Nesse princípio, o sucesso pelo Management 3.0 acontece quando a liderança motiva as equipes a serem criativas de forma contínua.

Empoderar times

As equipes devem ser empoderadas de forma a se auto-organizarem. Isso vai além de apenas permitir que as pessoas tomem suas próprias decisões. É preciso treiná-las, compartilhar objetivos e fornecer meios e recursos para que elas se sintam seguras para agir e inovar.

Alinhar restrições

O autogerenciamento de equipes também segue regras, apresentadas de forma clara, para que todos compreendam a importância do trabalho individual para o sucesso do negócio. Por isso, o líder deve alinhar as restrições e regras para que a liberdade não se torne tóxica para a organização.

Desenvolver competências

Aqui entra o conceito de autossuficiente. Uma equipe auto-organizável também deve ser multidisciplinar e capacitada de tal maneira que todos, em conjunto, possuam as habilidades necessárias para a conclusão eficiente do processo ou projeto.

Ampliar estruturas

À medida que uma organização se desenvolve, normalmente sua estrutura também pode ser melhorada. Esse processo de aprimoramento deve acontecer da forma mais sustentável possível, sem prejudicar o ambiente de trabalho e a harmonia entre as equipes.

Melhoria contínua

Os erros, quando acontecem, devem ser enxergados como oportunidades de crescimento individual e consequentemente para o próprio negócio. Ao desenvolver essa habilidade, o líder ou gestor contribui para a autoconfiança das pessoas, que se engajam e se sentem mais seguras para continuar atuando com eficiência e autogestão.

A atuação humanizada e cautelosa de gestores e líderes é o fundamento por trás do Management 3.0. Os seis princípios norteiam esses profissionais para tornarem o ambiente de trabalho mais acolhedor e dinâmico. Ainda assim, o sucesso do conceito depende de uma transformação total no *mindset* dos líderes e gestores, que devem compreender a importância que as pessoas têm no processo de evolução do negócio.

É comum que muitos profissionais notem a proximidade entre o Management 3.0 e os métodos ágeis. Afinal, o próprio Jurgen Appelo tem, entre suas diversas formações e especialidades, um currículo calcado sobre o desenvolvimento de *softwares*.

Liderança e gestão podem somar os conceitos e metodologias ágeis ao modelo Management 3.0 para otimizar o gerenciamento de times, eliminar estruturas administrativas rígidas, acelerar rotinas e direcionar todo o negócio com base nas transformações sociais e mercadológicas vigentes.

Mas será que só existem os métodos ágeis apresentados neste capítulo? Definitivamente não, a retórica prevalece: o mundo está em constante transformação. Cada dia surgem demandas que pedem por modelos de gestão inovadores que tenham o cliente como centro do negócio. Conhecer as principais metodologias ágeis permite não apenas escolher aquela que melhor atende o seu empreendimento. É uma oportunidade de abrir a mente para novos horizontes que estão surgindo.

O mundo é ágil. O que é novo agora pode tornar-se obsoleto em questão de dias, horas, minutos ou até mesmo segundos.

Portanto, esteja pronto para se adaptar.

PRÓLOGO

Ao finalizar este livro sentimo-nos orgulhosos em poder contribuir com os gestores hospitalares, pesquisadores, docentes e alunos de administração hospitalar.

Dedicamo-nos de forma incansável, pesquisando, participando, trabalhando em Organizações de Saúde para que esta obra realmente pudesse apresentar a nossa cosmovisão do mundo da gestão hospitalar.

Esperamos que tenham aproveitado muito esse conteúdo, pois nossa missão não é apenas gerir, mas contribuir para que a geração de novos gestores hospitalares tenha acesso a material de conteúdo denso, robusto em todos os sentidos.

Muito Obrigado

Os autores